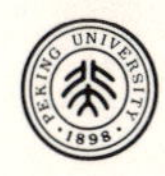

国家社会科学暨国家自然科学基金项目

王红漫 ◎著

# 大国卫生之论

## 农村卫生枢纽与农民的选择

Daguo Weisheng Zhilun Nongcun Weisheng Shuniu yu Nongmin de Xuanze

北京大学出版社
PEKING UNIVERSITY PRESS

**图书在版编目(CIP)数据**

大国卫生之论——农村卫生枢纽与农民的选择/王红漫著.
—北京:北京大学出版社,2006.4
(未名·中青年学者文库)
ISBN 7-301-10658-0

Ⅰ.大… Ⅱ.王… Ⅲ.农村-医疗保健制度-研究-中国
Ⅳ.R197.1

中国版本图书馆CIP数据核字(2006)第040061号

书　　　名:**大国卫生之论——农村卫生枢纽与农民的选择**
著作责任者:王红漫　著
责 任 编 辑:许迎辉　单　勤
标 准 书 号:ISBN 7-301-10658-0/R·0025
出 版 发 行:北京大学出版社
地　　　址:北京市海淀区成府路205号　100871
网　　　址:http://cbs.pku.edu.cn
电　　　话:邮购部 62752015　发行部 62750672　编辑部 62752824
电 子 信 箱:xuyh@pup.pku.edu.cn
排　版　者:北京高新特打字服务社　82350640
印　刷　者:北京汇林印务有限公司
经　销　者:新华书店
650毫米×980毫米　16开本　13.25印张　218千字
2006年4月第1版　2006年4月第1次印刷
定　　　价:24.80元

---

大国卫生之论

许绍宏

实事求是开拓创
新为农村卫生改
革建言献策

韓啓德
二〇〇五年七月

# 序言

党的十六届四中全会提出,构建和谐社会的战略目标是我国新时期的重要任务。新一届政府按照科学发展观的要求,提出了“以人为本”的施政理念,制定了一系列统筹经济和社会发展、统筹城乡发展的重大决策。如何落实科学发展观和政府制定的各项方针政策,是当前政府工作中的一项重要任务。

在中央提出全国学习、贯彻科学发展观,构建和谐社会期间,北京大学王红漫博士历时四年,行程五万多里,完成了一项国家自然科学和社会科学基金研究项目,论证了党中央决策的科学性和重大的现实意义。这就是王红漫博士的专著《大国卫生之论——农村卫生枢纽与农民的选择》。

“空谈误国,实干兴邦。”《大国卫生之论》正是王红漫博士怀着亲民、爱民、爱国、爱党的满腔热情,重实践、务实事、说实话、求实效,扎扎实实深入基层、深入群众、进村入户,与父老乡亲面对面、心贴心、说真话、求实情,在整个调研和书写的过程中,都表现出求真务实的科学精神,可喜、可贺!

中国三农问题是中国社会可持续发展的重要“瓶颈”之一。王红漫博士的这本专著研究难度大,是涉及中国作为人口大国是否能够真正实现小康社会建设的重大问题。作者以北京大学“九八五”青年行动项目,获国家自然科学基金和社会科学基金项目资助,对我国农村医疗卫生管理供给模式作了实地调研。温家宝总理在2004年的《政府工作报告》中强调“要切实把医疗卫生工作的重点放在农村”。作者在其20余万字的专著中,从战略角度重点对我国农村农民医疗卫生保障及制度设计提出了建设性意见,对包括会计制度、人事制度等都作了深入阐发。这本专著不仅材料丰富、观点鲜明,真实地反映了农村卫生保障的重要问题,而且提出了切实可行的办法,这对我国制定“农村卫生保障制度”有着重要的参考价值,对国家、社会及有关领导都是一份很好的咨询报告。

陈佳洱

2005年7月15日

# 自 序

新中国成立50多年来，党和政府十分重视农村医疗卫生事业。1965年，毛泽东发表著名的“六二六”讲话，提出“把医疗卫生工作的重点放到农村去”，这是富有远见的重要决策。改革开放以来，特别是近年来，我国公共财政对医疗卫生的投入不断增加。卫生总费用从1996年的2 857.2亿元，增加到2001年的5 150.3亿元，其中政府预算卫生支出从1996年的461亿元，增加到2001年的800.6亿元。2003年发生“非典”之后，党中央、国务院高度重视，采取一系列强有力的措施，建立各级政府公共卫生应急机制，增加公共卫生投入，取得了显著效果。温家宝总理在《政府工作报告》中进一步强调“要切实把医疗卫生工作的重点放在农村”。2004年4月，卫生部成立农村卫生管理司，以加强农村卫生的协调管理。农村的医疗卫生保障事业作为构建和谐社会的重要元素，正越来越受到政府和社会的广泛关注。

改革开放以来，国家逐步加大对自然科学和社会科学研究的投入，采取立项规划、基金资助的办法，有力地推动了社会科学研究事业的发展与进步，也为广大研究者从事科研工作铺设了一条平坦之路。

由于历史和现实的种种原因，“大国卫生之难”仍然是我们需要通过长期努力逐步改善的艰巨任务。

2001年，我获得了北京大学“九八五”青年行动课题，2002年获国家社会科学“十五”规划项目，开始对我国农村卫生保障制度进行研究。

在历时两年(2001.9～2003.9),行程25 000余里的实地调研中,发现乡镇卫生院(以下简称卫生院)大多门可罗雀,也听到了“卫生院不改革是等死,改革是找死”的街谈巷议。因乡镇卫生院牵动农村卫生改革的全局,大有研究价值,于是我决定课题组对卫生院做典型调查,试图通过这项研究提出的实证资料以及分析方法,对这一领域研究的展开做出实质性的贡献。

调查显示,卫生院社会功能弱化,经济效益负产出,缺乏成本效益和相应的社会效益。如2001～2003年,贵州省X县26家卫生院,平均每年亏损约234万元;江西省Y县15家卫生院中有11家支大于收;山东省Z县18家卫生院中有17家负债运营;江苏省N县2001年8所中心卫生院全部亏损;江西省M县39所卫生院瘫痪15所……卫生院现状离政府和农民寄予的期望相距甚远。从调查的情况来看,经济发达和欠发达的乡镇,卫生院大都经历了由兴转衰的过程。

目前,各卫生院大多在农村医疗卫生中处于“大病看不了,小病看不着”的“抽空”窘境。卫生院为求生存和发展,院长们是“各显神通”,有的忙于四处筹资,有的扩展业务,有的出租卫生院的房屋和土地等等,不一而足;确切地说,卫生院目前履行的职能只是它的一种认识的表现。

调研中发现:部分地区卫生局已认识到,一些卫生院已经基本不能,也不需要提供医疗服务,完全可以撤掉,但目前的障碍还在于“一乡一院”的行政安排(这显然有悖于医疗资源的合理配置)。随着我国城市化进程的加快,合乡并镇政策的实施,计划经济体制时期形成的按乡镇设立卫生院的制度安排,已不能适应市场经济体制发展的需要,也必将因资源供给和享受的双方利益的不协调、不公正而逐步淡出。爰及《“按乡建院”能否得到理论支持》、《乡镇卫生院怎么办》等五文载于2003年我主笔的《大国卫生之难》一书中。

时越一年,我仍辛劳不辍,又在国家自然科学基金“十五”项目和国家社科基金重大项目支持下,于寒暑假和授课之余对北京、黑龙江、河南、浙江、广东、青海、内蒙古等地卫生院进行实地考察:虽然地区各异，但所得结果无别。至若所思考制度改革探讨之方略，在完成山东、江西、贵州（分别位于东、中、西部，人均GDP依次位于全国75%、50%、25%的位次的三个县）等代表经济发展好、中、差的乡镇卫生院典型调查的定量研究后，我提出了《乡镇卫生院改革方案草案》，2003年11月九三学社中央参政议政部在《九三信息》上发表《对乡镇卫生院体制改革的建议》；2004年5月，中宣部全国哲学社会科学规划办公室拟"成果要报"上呈中央政治局。

为进一步考证我所草拟的改革方案草案的可接受性和可操作性及其预期，我在实地考察、授课及参加世界银行亚欧信托基金（ASEM）项目现场督导、世界银行贷款新的农村基层卫生服务项目（卫十一项目）省级研讨会及现场调研活动时，都不失时机地就该草案广泛征求各地方政府官员、卫生行政人员、卫生院工作人员，以及当地居民（绝大部分是农民）的意见和建议。结果显示：普遍认为该方案的前景利好。课题组的实证研究数据也佐证了这一方案的科学性和重大的现实意义。

期间，时有同事、新闻媒体界、出版界以及领导等关心农村卫生改革的友人以乡镇卫生院出路、新型农村合作医疗前景见问，多次建议我将对卫生院与农民卫生保障制度研究辑集出版，告之众人。清代大儒曾国藩有句话说得不错："有心得可以告我共赏之，有疑问可以告我共析之。"这确是学者应遵守的本分。

念及责任所在，我不敢懈怠，更不敢做谀词以助听闻。兹本诸亲历亲为"国家社会科学'十五'青年项目、2005重大项目和国家自然科学'十五'"项目，就乡镇卫生院及新型农村合作医疗问题所观察和思考，试述一二，以供阅者研究。

书中关于社会保障制度——新型农村合作医疗制度评估及完善空间探讨，源于课题组对黑龙江省、吉林省、贵州省、青海省、内蒙古自治区、云南省、湖南省、湖北省、河南省、河北省、山东省、广东省、北京市试点县、非试点县进行实地调研和对20世纪曾经推广过的历次合作医疗的历程回顾和总结。

第五章中选取三省一市（浙江、河南、黑龙江、北京）有代表性的卫生院个案均实地调查所成——个案研究均采取了典型调查和官方普查数据相结合的办法，按地理位置（东、中、西部）和经济发展水平（以人均 GDP 数据为依据）两个维度，抽取了人均 GDP 位于 1/16 位点档次的县市乡镇，从中再分别抽取发展水平好、中、差的卫生院——采取“解剖麻雀”的方法，将所获资料逐一剖析。至若将来我国农村卫生之蓝图是否与所设计的改革方案符合，则未可臆断。

本书虽然以农村卫生为切入点，但不仅仅局限于或着眼于农村卫生。从现象上看，目前在我国城市中，同样存在着大医院“人满为患”，小医院“门厅冷落”，群众“看病难、看病贵”的现象；在制度设计中，政府力图通过不同医院等级医院分流病人的做法，效果不佳；而且城市居民卫生保障同样存在着需要完善的空间。从本质而言，卫生改革是个系统工程。本书纵横公共经济学、管理学、社会学、法学、卫生学等多学科视角，综合评估并力图整合政府预期、卫生服务方利益、农民个体理性的不同取向，以建国以来卫生组织制度、机构设置以及历次合作医疗的经验和教训为借鉴，在解决上述若干主要矛盾的基础上，构建中国特色的农村卫生医疗保障体制框架，并依此提出统筹城乡，改革政府投入方式，医保剥离、管办分开，用两只不同的“手”破解农村难题，化解群众“看病难、看病贵”矛盾的更为有效的针对供需双方的可操作性政策建议。

王红漫

北京大学文珍阁

2006 年 3 月 20 日

# 目 录

# 导 言

本研究以农村卫生枢纽——乡镇卫生院为切入点，从盘活资源、节约公共物品供给成本、优化社会资源配置、提供无差异医疗卫生服务、构建和谐社会角度，就基层医疗机构的医疗水平如何监督、其参差不齐造成的药店对患者的分流之潜在药物乱用的药害风险如何解决、外地民工如何迅速克服与本地居民对医疗市场了解的信息不对称，获得可靠的医疗保障、以及在新型农村合作医疗制度实施中，显现出来的农民认识与政府预期差距、受惠广度与受惠深度不可兼得和“劫贫济富”的现象[①]等一系列问题，在获得第一手资料基础上，结合市场经济体制，并根据实际，经过深入分析研究，讨论建立农民需要、政府预期和实际运行效绩相契合的农村医疗保障体制的可行性。对基层医疗卫生机构配置维度、财务制度、人事制度、社会保障制度等都做了阐发，从战略角度重点对我国农村农民医疗卫生保障及制度设计提出了建设性意见和建议、改革实施参考方案及思路。希望能以此构建出一个可行的分析框架，并且从中受到启示。

① 能够承担自费部分因而愿意就医的“富人”报销掉了不能承担自费部分因而不敢就医的“穷人”缴纳的合作医疗基金。

# 一、递送模式探析:按乡建院的窘境和改革建议

## (一) 按乡建院的窘境

课题组调查显示,乡镇卫生院(以下简称卫生院)社会功能弱化,经济效益负产出,缺乏成本效益和相应的社会效益。如贵州省X县26家卫生院,近3年(2001～2003年)平均每年亏损约234万元;江西省Y县15家卫生院中,有11家支大于收;山东省Z县2001年18家卫生院亏损面几乎达100%;江苏省N县2001年8所中心卫生院全部亏损;江西省M县39所卫生院瘫痪15所;河南省A市(SZ、JC、MJ)卫生院2003年总亏损达36.3万元,同年该省B县(SJ、DM、ZP)卫生院负债37.4万元;黑龙江省G县(C、X、Y)乡镇卫生院平均每年亏损9.7万元;浙江省X市(1999～2001年)在财政支持下,3年内有14家亏损,总亏损额为127.4万元,平均每家年亏损9.1万元。若无财政补助,50家卫生院,3年中,1999年亏损8家,2000年亏损4家,2001年亏损16家,总亏损额199万元平均每家年亏损9.1万元;北京市F区①卫生院财务入不敷出,2003年(N、S、L)卫生院平均亏损29.2万元……卫生院现状离政府和农民寄予的期望相距甚远。从调查的情况来看,经济发达和经济欠发达的乡镇,卫生院都经历了由兴转衰的过程。卫生院执业市场环境欠佳,与个体诊所和已被承包的村诊所、各种既看病又卖药经营不规范的药店之间都存在着激烈的竞争。卫生院人心思变,外调、自开诊所、转行、外出打工等自谋生路的事情层出不穷。目前,各卫生院大都门可罗雀,在农村医疗卫生中处于“大病看不了,小病看不着”的“抽空”窘境。由于业务量小或无,部分卫生院干脆就把卫生院的土地、房屋出租,一边拿着政府卫生事业的财政补贴,一边以租金创收。而上级补贴和专项基金却仍在支持这种

---

① 2005年4月至5月,课题组第二次到F区调研了解到,该区已进行了合乡并镇卫生院的调整改革。

有其名、不司其业的卫生院，以至于出现卫生主管部门给配备的新型X光机，一次没用就被堆进了废品库的现象；而有些地区又急需医疗设备……“卫生院不改革是等死，改革是找死”的说法已在民间流传。因此，扭转这类状况，应及早提上日程。

## （二）原因分析

*1. 政府按乡办院，职责、权力、义务混淆*

卫生院长期遵循政府办院的基本模式，卫生行政权威处于卫生院总院长的角色，难以逃脱“办”与“管”的尴尬境地；卫生事业在“公益”、“福利”、“营利”属性上漂移、含混、争论，可接受的标准还没有成文，部分原因是因为不明确的法律认可，也有部分原因是因为没有明确的准则可遵循；卫生院难以提供农民需要、政府预期和实际运行效绩相契合的基本卫生服务。

*2. 社会影响卫生服务因素的变化，对按乡建院模式负影响增长*

（1）流行病学因素的显著改变和生活水平的提高，使农民对高质量医疗需求增加。卫生院设置的初衷是提供基本医疗服务，解决群众基本卫生问题，因而其设备配置和人员安排是以基础设备和初级人员为主。而随着农民收入的增加、保健意识的增强，他们愿意享受高级医疗服务的需求也随之增长，而卫生院显然满足不了这种需求，这更加剧了卫生院资源的不合理配置。

（2）人口流动性加大，使卫生院的总服务人群发生变化，形成按乡建院相对过剩或者不足。中西部地区年轻人出去打工，乡村常住人口减少，按乡建院出现过剩；东部地区大量流动人口涌入，现有卫生院规模远不能适应新增服务人群的基本预防保健等工作。

（3）医疗保障体制改革对按乡建院形成冲击。无论是针对群众的合作医疗还是针对乡干部的公费医疗，卫生院都曾是定点医疗机构，这一因政策稳定下来的医疗服务群体，对卫生院的业务量和资源效用的发挥起了很大作用。合作医疗的解体[①]和公费医疗

---

① 据课题组走访新型农村合作医疗试点地区来看，某些地区/县卫生局希望压缩在市区两级的报销比例，维持乡镇卫生院报销不变，以此鼓励农民去乡镇卫生院就医。我们认为，这一方法仍是治标不治本。

制度的改革,使卫生院不再拥有这一笔资源,按乡建院随之失去其存在的政策基础和经济基础。

(4) 交通、通信事业的快速发展,使按乡建院模式失去自然基础。现在基本上村村通公路,交通发达,电话普及,通讯工具方便快捷,农民有病直奔县医院大多很方便,按乡建院已失去了提高卫生服务可及性的功能。

(5) 社会办医的环境宽松,各卫生院周边都有个体诊所,卫生院失去其垄断地位。个体诊所提供的主要是基本医疗服务,和卫生院的功能基本重叠;服务价格一般低于卫生院;在技术上,双方差距不大。[①] 这就使按乡建院保障群众基本健康的职能难以稳定发挥。

(6) 按乡建院容易滋生腐败和特权现象。部分地方政府官员和卫生院领导随意安插人员,使卫生院非学历、非技术、不能胜任的人员大增,有能力的人才流失,造成卫生服务能力下降,导致了浪费和腐败,严重影响了政府的形象和卫生院的声誉。

3. 卫生院其自身已缺乏存在的合理性

从组织与环境的关系来看,卫生院的存在取决于两个因素:效益和合法性。效益是从经济学的角度来说,作为一个进入市场的主体,卫生院应当自负盈亏,在市场中求生存;合法性是从社会制度或文化的角度来说,作为社会系统不可缺少的子系统(医疗保健),国家通过行政手段(公共政策)提供公共物品(对卫生院的财政支持),并得到社会对卫生院的广泛认可。

然而,在我们调查的范围以内,发现有些卫生院上述两个因素都存在问题。一是效益因素。农民选择医疗单位,主要在医疗水平和就医费用(药费、诊费、交通费、误工费等)之间权衡,卫生院的医疗和费用都在县级医院和村级卫生室之间,当外部条件变化(如交通条件的改善)改变了水平与费用的均衡之后,农民会淘汰卫生院,两极分化。一个农民究竟会去哪儿看病呢?根据合法性机制

① 调查发现,乡镇卫生院在技术配置上存在两个看似矛盾的问题,一是作为医院必备的医疗设备不全;二是存在巨大的资源浪费,有70%～90%的进口设备(进价高导致检查费高,多在经济发达地区),技术利用率(非设备使用率)只有5%～20%。建议合理进行技术配置,以节约成本、降低收费标准(见第三章第四节)。

及成本的制约,如果是小病,农民会就近在村里看;如果是大病,农民会觉得到县级医院去看放心。既然无论是大病小病,农民(病患)都不倾向于选择卫生院,它在市场中的生存自然就成了问题,即它缺乏效益。二是合法性问题与经济体制改革密切相关。在计划经济下,基于行政划分带有社会福利性质的制度设置——按乡建院,无论是从国家财政支持,还是从社会普遍认可,都具备合法性,卫生院发挥了积极的作用。随着市场经济体制的不断深入,卫生院规范机制、治理方式以及稳固地位受到冲击;农民的观念和生活状况也都发生了改变,卫生院已不是唯一的选择,因此其存在不是必须的。随着两方面合法性的逐渐丧失,按乡建院的存在基础随之发生了动摇。

### (三)改革建议

#### 1. 人事改革

建立人员流动模式。以政府卫生行政主管部门行文规定,无论将来在何种医疗机构(国立、民营、自行开业),已在岗的医技人员采取轮岗制,即将进入卫生行业的毕业生首先必须经过一轮从三级医院到二级医院,再由二级医院到一级乡镇卫生院的整体循环。

严格控制医疗体系的人才入口。开始实施循环方案之时,一级和二级医疗机构不再引进医疗体系外的医护人员,整个医疗体系的医护人员的人才入口设在三级医疗机构。所有医学院校毕业学生必须先到三级医疗机构进行科室轮换,而后在某专科正式工作三年后,才能进入医疗机构的人才循环体系。(详见第三章第三节)

二级以及三级医疗机构不再引进卫生管理人才,卫生管理人才的入口设在一级医疗机构。通过执业资格、职称、奖金考评的机制,强制二级、三级医院的医生参与循环,缩减不同级别医疗机构人力资源上的差异,促进城乡居民享有无差异的医疗保障服务。

#### 2. 布局改革

取消按乡建院制度,按照覆盖半径和人口重新配置医疗资源,使地方医疗资源的配置维度由行政建制维度转化为以人为本的按

需维度。好的乡镇卫生院要大力强化,不起作用、不规范的要撤销,要因地制宜,不搞一刀切。(详见第四章第一节)

3. 体制改革

(1) 选取一定地区进行卫生院产权和防保医疗分离的改革试点。通过公开拍卖、职工入股、高层管理人员投资等方式对卫生院实行产权置换,剥离其防保业务,使其医疗上能与医院、诊所等公平竞争。① 由是,医疗资源重组,社会资本进入,促进产权改革和医疗服务领域市场化,有利于以市场需求为基础的资源配置,有利于区域卫生规划,有利于商业医疗保险的发展。

(2) 利用产权置换获得的资产,设立公共卫生服务资金,与公共财政一道解决防保的资金来源和离退休人员资金问题。分离出的预防保健工作由政府制定准入条件、质量安全监管和财务监管等制度,可以由其他卫生机构提供,而不一定非要卫生院承担。对于原有的财政补贴和给乡村医生的补助,可作为乡镇防保的管理费用支付给公共卫生服务招标的中标者,在多次竞标博弈中,这笔开支会降到其最低成本处,还会进一步节约财政在防保上的支出。中标者与乡村医生签约执行防保业务,防保人员管理有效,会增加收入。这既解决了公共卫生问题,又节约了社会资源,还体现了公平的原则。

4. 财会制度改革

用科学的方法规范卫生院的财务,首先应该要求卫生院使用专业会计;其次需要规范卫生院的记账方法、内容,统一财务报表的格式、项目,不仅纵向比较会更加清晰,横向比较简单明了,也有助于更好地发现问题、解决问题。虽然各地卫生院具体情况不一样,比如规模不同、基础不同、地理位置不同,甚至连基本的医疗器械配备也不同,但是应当建立完善的会计制度,规范财政补助收入、医疗收入、药品收入、工资支出、业务支出等等。需要特别注意“投资支出”和“其他支出”项,要按照有关法规规范,并不定期抽查,避免出现问题。(详见第三章第二节)

---

① 这并不是“政府甩‘包袱’,不管卫生院了”,而是政府由包办、半管到彻底监管,向有限政府、责任政府职能转变的体现。

## 二、社会保障制度:新型农村合作医疗制度的难点和解决前景

2003 年以来,按照《国务院办公厅转发卫生部等部门关于建立新型农村合作医疗制度意见的通知》(国办发[2003]3 号)和《国务院办公厅转发卫生部等部门关于进一步做好新型农村合作医疗试点工作指导意见的通知》(国办发[2004]3 号),各地积极推进新型农村合作医疗制度试点工作,并取得了初步进展,受到了广大农民的普遍欢迎。但新型农村合作医疗制度的实施,给农民带来的好处尚未完全达到预期效果。

通过我们对试点县的调查和对 20 世纪曾经推广过的历次合作医疗的历程回顾,发现以区/县为基础的新型农村合作医疗保险受到参保人群规模微小、难以分散风险等因素的限制,同时遇到管理复杂、行政成本高、公信度较差、农民支付意愿较低等困难,存在一些共性的制约因素:

一是政府对新型农村合作医疗制度的定位是关键问题凸显的深层动因。新型合作医疗制度是一个新生事物,各级政府都在摸索中不断实施和完善。把新型农村合作医疗做成相对受惠程度较低的城镇职工医疗模式,还是在范式上摆脱"公费医疗"的旧有模式,探索一种较多考虑农民群体特质的模式。定位的不甚明确势必不利基层部门的有效执行。

二是医疗布点不规范,增大管理难度。由于合作医疗实行农民就近治疗的原则,为此,必须切合实际布局相应的村级合作医疗点,避免乡村医务人员开人情处方、假处方的现象,加重有限资金的管理成本。

三是合作医疗基金的管理实质上由政府单独执行,监督机制不完善。

四是历年来医疗欠账多,乡镇医疗设施缺乏,设备简陋,医务人员的技术水平不高,许多常见病无法医治。

五是农村医疗管理秩序混乱。主要表现在药品的进货渠道不

一、价格存在差异，甚至部分个体医疗户进假药，以假充真、以次充好，药品收费非常混乱。

六是“劫贫济富”的现象——能够承担自费部分因而愿意就医的“富人”报销掉了不能承担自费部分因而不敢就医的“穷人”缴纳的合作医疗基金。对此目前各地也采取了“医疗直通车”，“二次补偿”等方式和方法，但这些新的计划，面临着相当大的挑战，如保险精算的公正性、大病和频发病覆盖范围之间的平衡、以及逆选择风险、符合医疗救助的标准等。

七是农民认识与政府预期差距较大。由于卫生院的药品是按国家规定进货销售，而卫生院绝大部分属于自收自支的事业单位，其收费标准比个体医疗户要高。药品差价的存在，削弱了新型农村合作医疗制度对农民的吸引力。

八是农民对报销的具体程序和报销药品的范围一知半解，在某种程度影响了他们“参合”的积极性。

针对上述问题和矛盾，通过在微观层面上对政府、医疗服务机构、农户在医疗服务领域的互动考察，立足于宏观层面上对新型农村合作医疗制度的评估和完善，笔者认为，首先必须明确新型农村合作医疗制度的定位，不仅中央决策部门要明确，而且基层实施方案的管理者和执行者都需要达成共识。共识的前提是，由于我国综合国力尚不发达，考虑国家和地方财政的承受能力和我国农业人口众多、农村经济落后的现实，当前新型农村合作医疗制度应当是保障水平相对较低的一种社会保障政策，把有限的资金用在达到定位目标的有效举措。政策制定部门要研究落实适应农民大病的就医模式的政策，而不要试图引导和改变农民的就医模式。同时要注意防止简单片面地夸大新型农村合作医疗的好处，使农民产生过高的预期而得不到落实，反而不利于新型农村合作医疗制度的推广。新型农村合作医疗制度推行初期就要让农民看到实惠，取得农民信任，这是中央一直倡导的“以人为本”思想的一个具体体现。

对于医疗布点不规范以及乡镇医疗设施缺乏、设备简陋、医务人员的技术水平不高等问题，建议医疗资源的配置维度由“行政建制维度”转化为“以人为本的按需维度”、对市场之“手”触及不到的地区，增加基层卫生投入和基础设施设备建设，“无形之手”能发挥作用的地区必须严格遵循准入条件（房屋、设备、从业人员资质的要求）、监管程序，按章依法执业。同时配套缩减不同级别医疗机构的人力资源上的差异，为农民提供无差异医疗卫生服务。

合作医疗基金的管理及报销体制烦冗的问题，建议使用借记卡形式来进行农村合作医疗资金的支付，由商业银行如农业银行或农村信用社运作。

针对如何解决“劫贫济富”的现象，课题组根据调研掌握的数据进行报销比例与就诊率的相关分析，初步给出了答案，希望能以此构建出一个可行的分析框架，并从中受到启示。

# 第一章
# 递送模式研究

## 第一节　制度沿革历程回溯

### 一、"按乡建院"的形成与发展

"按乡建院"是一个历史发展的过程。新中国成立初期并没有硬性规定要"按乡建院",各地自发组织的基层卫生机构,成了以后"按乡建院"的基础。1956年底,国家基本完成了对农业、手工业和资本主义工商业的社会主义改造,一大批个体开业医生自愿组成了有一定分科和技术水平的联合诊所以及群众自办的乡卫生院。同年,这样的机构已经有5万多个[①],广泛分布于全国农村,形成了"按乡建院"的构架体制。

从政策方面来说,综观1951～2003年关于农村卫生方面的文件,没有一个强制要实行"按乡建院",但是有不少文件鼓励这样做。

1959年4月15日卫生部发布的《关于加强人民公社卫生工作的几点意见》中指出:"公社设卫生院,编制以5～8人为宜,生产大队设卫生所,编制以3～5人为宜,

① 卫生部:《关于加强基层卫生组织领导的指示》,1957。

每个生产队适当地设不脱产的卫生员(保健员)协助开展群众性卫生工作",把卫生院定性为"是人民公社举办的集体卫生福利事业……不应把它当作副业或者是企业一样要求实行'自负盈亏'、'自给自足',更不要它上缴利润。"这是第一次以文件的形式鼓励公社设立卫生院。1962年8月2日卫生部发布的《关于调整农村基层卫生组织的意见(草案)》中规定:"农村卫生机构的设置,应当以分散、小型和多点为原则,以适应农村的特点,方便群众就医……。在调整过程中,对还没有设立医疗机构的集镇,应有计划地设置医生办的集体医疗机构或安排个人开业。……经过调整后,医疗点应该有所增加而不应该是越调整越减少。"从上述可以知道,1959年的政策颁布后,还没有实现"按乡建院",政策支持继续扩大医疗点,提高群众就医的可及性。随后是10多年的动荡,卫生部很少发文,不能从文件上论证乡镇卫生院的发展历程。但是这一期间正是合作医疗兴起的高峰时期[①],乡镇卫生院是实现合作医疗保障制度的卫生服务提供方,在合作医疗覆盖率高达90%[②]的情况下,可以推定乡镇卫生院有了很大的发展,"按乡建院"的格局事实上已经基本形成。1980年3月23日,卫生部发布《关于搞好三分之一左右县的卫生建设整顿建设的意见》,这一文件表明:"建国以来,我国农村卫生事业经过长久的建设,虽然逐步形成了县、公社、大队三级医疗卫生网,但是还不够健全……",对这一体制进行了肯定。随后,卫生院继续发展,直至1992年3月14日,卫生部发布《关于试行乡镇卫生院、卫生防疫站和妇幼保健院、所三个标准建设的通知》,该通知规定:"乡镇卫生院服务人口,一般卫生院按本乡(镇)常住人口计算。"此时,"按乡建院"的模式在政策上已经确立。2002年,卫生部基层妇幼保健与社区卫生司《关于农村卫生机构改革与管理的意见》中规定:"严格控制乡(镇)卫生院的数量和规模。县级人民政府根据区域卫生规划和乡(镇)行政区划调整,确定乡(镇)卫生院的数量和布局。原则上每个乡(镇)应有一所卫生院,调整后的乡(镇)卫生

---

① 王红漫:《大国卫生之难——合作医疗路在何方》,北京:北京大学出版社2004:3～13。

② 王禄生、张里程:《我国农村合作医疗制度发展历史及其经验教训》,载《中国卫生经济》,1996,15(8):14～15。

院由政府举办。”进一步强化了“按乡建院”的地位。

应该说，在计划经济体制、经济基础较薄弱等条件下，人口流动数量和强度不大，行政建制对人的约束力基本是刚性的，交通、通信不发达，人群流行病学因素主要是急性传染病、寄生虫病、地方病，实行“按乡建院”的措施，对提高人民群众的卫生服务可及性，并最终提高人们的健康水平发挥了极其重要的作用。

## 二、乡镇卫生院裂变

随着社会主义市场经济体制等方面改革的深入，支持“按乡建院”的重要条件已经发生了变化，政府主管部门正式确定实行“按乡建院”的10多年来，卫生院的资源并没有得到很好的利用和整合，农村依然存在卫生资源短缺与重置并存的现象。

文献表明，卫生院的生存每况愈下，不管是经济发达的地区还是经济欠发达地区，卫生院基本是亏损的多。如江苏省兴化市48所卫生院状况：2001年8所中心卫生院全部亏损，6家收支平衡、略有结余，在职、离退休人员工资全额发放的有8所，占17%。① 山西12个贫困县卫生院状况：人员素质不高，队伍不稳定；房屋简陋，设备短缺与病床闲置并存，整体功能有待提高。② 山东省日照市卫生院状况：日照市有66家卫生院，2001年业务收支亏损达2994万元，亏损面几乎达100%，累计拖欠职工工资635万元。③ 江苏省金坛市卫生院状况：2001年23家卫生院，在去掉财政补贴的情况下有8家盈余，加上财政补贴有14家盈余。④ 云南省曲靖市卫生院状况：1998年107所卫生院，加上财政补贴，略有节余的33所，占33.3%；收支平衡的19所，占19%；亏损的46所，占48%。⑤ 江西

① 孙如丽、韩繁荣：《兴化市48所乡镇卫生院经济运行状况分析》，载《江苏卫生事业管理》，2002，13(5)：56～58。

② 柴志凯：《山西省12个贫困县乡镇卫生院卫生资源与状况分析》，载《中国农村卫生事业管理》，1998，18(11)：17～20。

③ 郑成香等：《日照市乡镇卫生院现状与发展调研报告》，载《卫生经济研究》，2002，8：32～33。

④ 陈敖贵：《乡镇卫生院管理体制存在的问题与改革措施》，载《南京医科大学学报》(社会科学版)，2002，3：222～225。

⑤ 李福黎等：《云南省曲靖市96所乡镇卫生院现状调查，卫生软科学》，1999，13(4)：38～41。

省波阳县情况:39 所卫生院,较好的 10 所,一般的 14 所,较差或者瘫痪的 15 所。[①] 辽宁建昌、凌源两县情况:根据 1993 年数据,略有结余的有 12 所,占 28.6%;亏损的 26 所,占 61.9%;收支平衡的 4 所,占 9.5%。[②] 从课题组调查的数据来看,1999～2004 年间,江西、山东、贵州、广西、河南、河北、广东、浙江、北京等地的乡镇卫生院也以亏损为多。[③] 同时,我们也看到,确有一些卫生院是"盈利"的,但基本上走的是以"副"养院之路,这些卫生院大多不但扩展医疗业务,而且有些卫生院开办了印刷厂,有些卫生院出租了卫生院的房屋、土地……

以上这些数据涵盖了经济发达的地区、经济欠发达的地区和贫困地区(县),而从数字上看,卫生院的运营状态不佳,甚至超过了以前的"三三制"(1/3 卫生院运转良好,1/3 卫生院勉强支撑,1/3 卫生院垮掉了)。

应该怎样建设和发展卫生院,已经引起学界和业界的广泛关注,所以深入研讨,在许多方面都有重大学术价值和实践意义。

## 第二节 既往相关理论研究梳理

已有文献对卫生院发展状况不佳的原因分析和政策建议:

### 一、原因分析

总结和梳理已有的积累文献,卫生院发展情况不佳的原因主要集中在以下几方面:

---

① 王国庆:《波阳县 39 所乡镇卫生院现状调查报告》,载《中国农村卫生事业管理》,1999,19(6):33～35。

② 刘一新、徐礼:《乡镇卫生院面临新的困难及对策》,载《中华医院管理杂志》,1996,11(7):444～445。

③ 本书选取了 2000 年人均 GDP 位于 1/8、3/8、5/8、7/8 位点上的县市卫生院个案剖析。详见第五章,人均 GDP 位于 2/8、4/8、6/8 位点的调查个案见《大国卫生之难》,王红漫著,北京:北京大学出版社,2004。

1. 体制方面:管理体制不顺,不应该乡管;乱办医挤占了有限的医疗市场;乱卖药扰乱了药品流通市场;医疗机构布局不合理;创办卫生产业,走“以副补主、以工补医”之路困难多;缺少扶持政策;所有者不明确,决策者和经营者都负盈不负亏;卫生院的问题不断显化,缺乏经营机制创新。

2. 财政方面:乡镇基础经济不平衡;财政投入不足,补偿机制不健全,过重经济负担使卫生院谋求短期效应;医疗服务收费水平不尽合理;流动资金回流困难,负债较多;财务管理混乱。

3. 人员方面:缺乏人才培养机制;管理方式落后;领导者素质低、管理水平不高;离退休人员逐年增加;管理人员素质差,思想观念陈旧、缺乏创新精神;卫生技术人员队伍不稳定,人员结构不合理。

## 二、政策建议

针对上述问题,对进一步发展乡镇卫生院的建议集中在以下几方面:

1. 明确政府职责,把巩固和发展卫生院列为政府的管理目标;理顺管理体制,增强其适应市场经济的内在活力;转化卫生行政部门的职能,增强其适应市场经济的外部动力;实行一体化管理,促进乡村卫生组织共同发展;改善政策环境,制定有利于卫生院发展的经济政策。

2. 加大财政投入,加大对贫困地区的扶贫政策;严格规范医疗市场秩序;建立合理的、符合市场规律的价格机制;拓宽筹资渠道。

3. 加强人才培养;适应需求,扩大服务,拓宽医疗市场;加快管理运行机制改革,实行院长聘任制;加强卫生院内部建设和组织管理;抓好医德,纠正行风,促进改革健康发展;应用市场机制,拓宽服务领域;适应市场竞争,提高服务质量;增强医疗机构活力,调动职工积极性,提高服务质量和效益。

4. 改善外部环境,坚持立体开发,各方求得共识;整顿医疗秩序和医药市场,加强监管机制。

诚然,上面所提到的问题确实切中时弊,都是影响卫生院发展的重要原因,分析和探索改革的办法,对卫生院今后的健康发展不无裨益。但这些分析百分之百属于政策诱导出来的研究,都是基于这样一个假设前提:现行卫生院的建制是合理的。由于以往的研究没有将卫生院放入宏观社会经济大环境趋势的变化中,应该怎样建设和发展卫生院更加值得思考。

## 第三节 政策反思与论争

这里涉及的是按乡建院体制“去”与“留”的争论和论证的问题。

首先要明确撤销“按乡建院”并不是把所有的乡镇卫生院都撤销,而是要“去虚存精”,并合理其地理布局及产权布局,以最大限度地方便农民就医又不浪费公共医疗资源为准则,决不搞一刀切。

调查中,我们就撤销“按乡建院”可能产生的后果与各级政府官员、卫生主管人员、卫生院的医务人员、学者、农民进行了深入交流和探讨,其结果不外乎两方面:有利和不利。

(一)有利因素

1. 政府有足够的资金投入公共卫生,使医疗服务与公共卫生分开,促进医务人员提高业务技术水平。

2. 医疗资源重组,社会资本进入,引发产权改革,促进医疗服务领域市场化,有利于以市场需求为基础的资源配置,有利于区域卫生规划,有利于商业医疗保险的发展。

3. 减轻农民享受卫生服务的经济负担。合作医疗的范围扩大,每个农民交纳的参加合作医疗费用减少,有利于农民提高改善自身健康状况的积极性,提高农民劳动能力,促进农村经济发展。

4. 有利于规范管理。卫生院数量减少,大多数医务人员成为合同制雇员,形成人才合理流动,有利于上级卫生行政主管部门的规范管理,提高工作质量和效率。

5. 卫生院不再千篇一律,而是在发展全科门诊的基础上,出现专业化分工,各有所长。

6. 卫生院和其他医疗组织与金融机构形成商业关系,易于解决卫生院的融资障碍。

（二）不利因素

1. 如果监管力度不够，可能出现国有资产流失，无形资产如何评估的问题。

2. 担心卫生院产权改革以后：继续行医，会诱导需求；不继续行医，留下的医疗真空怎么办。

3. 担心影响群众看病，精简职工的生计问题等，将会影响社会稳定。

4. 社会保障体系不健全，担心医疗机构难以独立实现社会目标。

5. 县级卫生行政部门没有基层派出机构，农村医疗卫生信息沟通的能力减弱。

6. 放松医疗行业的准入条件，可能导致技术好的医务人员加速流失，无资格人员行医。

7. 担心价格管制放开，造成医疗费用上涨；群众自己买药更加普遍，药物（特别是抗生素）滥用情况更加严重。

8. 不利于某些卫生服务的提供。担心重大意外伤害发生时，不能就近获得急救，会延误病情甚至危害农民的生命保障。

9. 担心妨碍防疫和保健工作的开展。影响全地区农村卫生防疫保健工作的完成，不利于传染病的控制，以及孕产妇保健和婴幼儿的保健。

（三）利弊分析

上述问题中，主要集中在国有资产处理、卫生院人员安排、保证公共卫生医疗服务价格、农民获得基本医疗服务等方面。但是，这些问题并不是只要实行"按乡建院"就可以解决的。提出不利因素的大多是一些十分关心农村卫生，但缺乏理论与实践的人士。

卫生院改制涉及国有资产问题，只要依法[①]对国有资产和集体资产进行公开公正的评估，采用正确的程序进行处理，是可以解决好的。这与是否要按照行政建制进行处理关系不大。

保证公共卫生和农民基本医疗服务等问题，与卫生机构分布的广度密切相关。卫生服务机构数量太少或者分布不平衡，卫生

① 先立法，后实施。

服务的可及性会下降。但是目前大部分地区的卫生服务机构重置,功能重叠,而卫生院的业务量严重不足,技术上不如县医院,成本控制、服务满意程度和方便程度上不如个体诊所,生存和发展十分困难,再用政策的形式保证“按乡建院”已不是最佳行为。

公共卫生由于其外部性,按照市场配置资源会出现市场失灵。但是,政府干预并不意味着政府一定要直接提供公共卫生,而可以采用多种方式,只要制定了准入条件、质量和安全监管及财务监管等制度,公共卫生可以由其他卫生机构提供,而不一定非要积重难返的乡镇卫生院来完成。

用乡镇卫生院制衡医疗服务的价格,有一定道理。乡镇卫生院在乡镇医疗机构中规模最大,在行政上起着领导作用,通过执行政府指导价调节基本卫生服务价格是可能的。但是,进行深层次分析,乡镇卫生院对服务价格调节只是在理论上存在。首先,在基本医疗服务方面,农民对一些常见病有一定的防治经验(如大部分人都知道用一些民间验方药品治疗感冒或者中暑),医患信息不对称性体现得不是很明显,医疗服务供方诱导需求的可能性不是很大。其次,各乡镇普遍存在个体诊所,这些诊所之间提供的服务项目、技术水平等方面差距不大,其竞争会导致医疗服务形成比较合理的价格。再次,农民的经济实力较差,医疗服务的替代品较多,在这种市场体系下,即使价格放开,卫生服务提供方也不可能定高价。

因此,无论从“按乡建院”存在的条件、解决乡镇卫生院存在的问题,还是撤销“按乡建院”后会产生的后果分析来看,“按乡建院”体制都将受到冲击和挑战。要因地制宜地设置乡镇卫生院,切记撤销“按乡建院”的体制不等于撤销全部乡镇卫生院。这是两个概念。

# 第二章
# 保健制度发微

## 第一节 宏观目标

我国农村卫生工作的基本目标是建立初级卫生保健制度。20世纪90年代初期和本世纪初提出的两个发展纲要是其重要蓝本（卫生部1990年3月发布的《关于我国农村"2000年人人享有卫生保健"的规划目标》[①]及《管理程序》、2002年4月发布的《中国农村初级卫生保健发展纲要》[②]），以下，通过对比的方法梳理、分析两个《纲要》的主要内容。

（一）关于初级卫生保健（primary health care）的定义

1990年提出："最基本的、人人都能得到的、体现社会平等权利的、人民群众和政府都负担得起的卫生保健服务。"2002年提出："农村居民应该人人享有的、与农村经济社会发展相适应的基本卫生保健服务。"两个文件对比：

1. "人人享有"：1990年定义的阐释是"人人都能得

① 卫生部：《关于我国农村"2000年人人享有卫生保健"的规划目标》，1990年3月。

② 卫生部等七部委：《中国农村初级卫生保健发展纲要》，2002年4月。

到的”。这一定义很容易被解释为“在现实条件的约束下，每个人所能得到的”，具有实然的色彩。2002 年定义中调整为“农村居民应该人人享有的”，成为一个应然的概念，并具有了类似于法律权利的属性。这一变化可以被解释为：10 年前，囿于我国的经济发展水平，政府很难许诺所有农民获得这样的权利；10 多年后的今天，实现这一目标的可能性大大增强。这是对农民权利更大程度的承认。

2. 条件约束：两个《纲要》都提到了这种权利不是绝对或无限的，而要受到某些条件制约。1990 年的表述是“人民群众和政府都负担得起”；2002 年为“与农村经济社会发展相适应”。其微妙区别是：前者强调财力上的障碍，后者则转向宏观经济水平和社会发展的平衡，二者都有很强的模糊性，很容易被作为降低卫生保障标准的借口。我们换一个角度理解这一问题：所谓“福利”，强调的正是不论居民的收入水平或社会地位而应当普遍享有的权利和利益[①]（安德森，《福利资本主义的三个世界》）。因此，限于国家整体经济状况降低福利标准是可以接受的；但地区性以及个人性的差异，应当被尽量缩小或者消除（这里所强调的不是所有方面的平均，而专指某些可以，或者应当作为社会权利的基本福利）。

3. 平等性：1990 年明确提出“体现社会平等权利”；2002 年去掉了这一说法，但同样的含义可以从“人人享有”中推导出来。我认为 1990 年的提法（不涉及对实际效果的判断）更为恰切：“人人享有”仅仅体现了有与无的不同，却不能充分体现在权利的实现程度上的平等。正如前面强调的，初级卫生保健作为一种社会权利，其核心在于每个人，无论其个人收入水平和社会地位，都应该均等的获得；它的唯一限制是国家（一定程度上是地区，应该尽量实现地区间的互补和均衡）总体的经济能力——换言之，每个人都应当分享国家经济发展所带来的利好，尤其在基本福利方面应当如此（经济学家常提到福利制度降低激励的问题；这一问题所针对的主要是高福利国家）。对于某些最基本的社会福利，或者说社会权

① 〔丹麦〕艾斯平-安德森著：《福利资本主义的三个世界》，郑秉文译，北京：法律出版社，2003。

利——我将在以后界定——是应当不论个人能力都应该获得的。换句话说，社会福利不是要维护“干多干少一个样”。

4. “基本”的概念：“基本”的概念是动态的。哪些社会权利是基本的？为什么是基本的？“基本”受制于国家总体的经济水平和居民的健康需要（这既意味着不能享有经济能力不能承受的过高福利，也意味着随着经济水平的增长，健康方面的福利水平必须有相应的提高），世界银行《1993 年世界发展报告——投资与健康》提出了供各国参考，成本收益比较好、最低标准的医疗服务内容。包括与怀孕有关的保健服务、计划生育服务、肺结核的防治、体弱儿童的管理、性传播疾病的防治、感染和轻微创伤的治疗等，对现有条件无法全部解决的疾病提出建议并减少疼痛。对于这类基本医疗，必须充分实现可及性、可操作性和公平性。我国专家也曾草拟了一份我国贫困农村基本医疗保健的列表，包括妇幼保健、计划免疫、计划生育、常见伤病适当处理，健康教育（其中计划免疫被选中的几率最高，为 91.5%）[①]，特别强调这些保健项目，尤其需要强调的是其覆盖率。

（二）实现初级保健的责任归属

1990 年：特别强调初级保健是“全社会的事业”、“政府的职责、社会的职责”、“人民群众有义务参与并为其作出贡献”。《管理程序》指出通常由政府负责，有条件的地区可以由爱卫会负责。在部门责任的分配上，规划提到了计划财政经济部门（列入规划，与经济同步发展、达到规划要求的比例）；教育、水利、城建、环保、农业；爱卫会（改水改厕，环境监督指导，健康教育普及）；工商（粮食供销）；计生、民政（帮助地方病病区脱贫致富），公安司法；卫生（加强三级医保网络建设，推行集资医疗保险，医疗康复，妇幼保健，优生计生）。

2002 年：不再强调社会的职责或者全社会的事业。缩小了对此负责的政府部门的范围，仅提到发展计划（纳入规划，加强基建，会同制定规划，优化配置）、财政（调整支出结构，加大对农村卫生

---

① 李江晖、詹绍康、顾杏元：《贫困农村基本医疗保健服务研究》，载《中国初级卫生保健》，1995(8)。

的投入力度,落实补助)、卫生(综合管理,业务指导,质量监督)、农业(加强对人畜共患病的预防控制)、环保(环境监测监管,监控排放,加强饮用水监管,推进综合治理)、爱卫会(改水改厕)。

两者对比,我们可以看出:

1. 1990年纲要明确提出了社会的责任和人民群众的义务。这在一些西方学者看来是符合公众健康(public health)和广义健康的要求的(“Health and Human Right”),但却成为政府不作为的借口。2002年取消了这类提法。这种转变或许可以理解为农村卫生由集体化、民间化[1]向政府化、公共化的演进。

2. 1990年涉及的政府部门很多,涵盖了所有与健康有关部门,但对最关键部门的职能界定不甚明确。2002年采取了务实态度,涉及部门减少,对职责的厘定更加具体。

(三)具体目标

1990年:主要体现在一整套指标体系上,并规定了一个实现规划的时间表:1989～1990年,规划试点;1990～1995年,全面普及;1995～2000年,加速发展,全面达标。

2002年:除了指标体系外,对初级医疗保健的具体内容做了列举性描述:为了健全农村卫生服务体系、完善服务功能、实行多种形式的农民医保、解决基本医疗和预防保健问题;控制危害严重的传染病、地方病;使农村居民享受到与经济社会发展相适应的基本卫生保健服务。

两个纲要没有本质差别。指标体系问题在关于第一个十年规划的回顾与总结中,常常被提及的是:在……目标实现之后,各级部门有所松懈,工作出现滑坡。这是一个值得探讨的现象。量化考核面临着众所周知的困境:如果没有量化指标,所有目标容易被架空而失去意义;有量化指标,应对检查时的“一阵风”和检查之后的“乱哄哄”更是屡见不鲜。社会权利追求的一个重要目标就是具有稳定性和可持续性。阶段性的量化考核显然无助于实现这一目标。

---

① 虽然农村基层也是受政府管理的,但多在权利束缚和管理,而不是福利分配和保护(秦晖对此有很好的论述),政府常常只是发挥“指导”作用。

（四）立法和其他政策

两个纲要均提到了初级保健地方立法的问题，希望能结合具体个案加以讨论。依据涉及农村卫生工作宏观目标的政策性文件：中共中央、国务院《关于卫生改革与发展的决定》(1997.1)、《关于农村卫生改革与发展的指导意见》(2001.5)、《关于进一步加强农村卫生工作的决定》(2002.10)：

1997 年文件提出：宏观目标“以提高人民健康水平为中心，优先发展和保证基本卫生服务，体现社会公平，满足多样化需求”，“因地制宜，分类指导，逐步缩小地区间差距”。其中，“优先发展和保证基本卫生服务，体现社会公平”如何落实为具体的政策是关注的焦点。

2001 年文件提出：“预防为主”的方针。具体工作提到：控制传染病和地方病，预防慢性非传染性疾病，做好基本医疗服务、妇幼保健、老年保健、改水改厕工作，积极推进“九亿农民健康教育行动”，普及医药科学知识，倡导文明健康生活方式。

2002 年文件提出：建立基本设施齐全的农村卫生管理体制；建立以大病统筹为主的新型合作医疗制度和医疗救助制度；使农民人人享有初级卫生保健。在公共卫生方面，特别提到：分级管理，以县（市）为主[这是很重要的变化，从民间化（乡、村）上升到政府责任的高度]。加强疾病预防控制具体指标包括：儿童计划免疫接种率；现代核病控制，艾滋病预防保健咨询，碘缺乏，改水改灶、换粮移民，退耕还林还草，防止慢性非传染性疾病，妇幼保健，爱国卫生运动（改水改厕，普及知识）。

## 第二节 实施机构：三级卫生保健网

农村医疗卫生工作的基本结构是县、乡、村三级卫生网络。1997 年中共中央、国务院《关于卫生改革与发展的决定》、2001 年《关于农村卫生改革与发展的指导意见》、2002 年《关于进一步加强农村卫生工作的决定》都对三级卫生保健网的分工和协作做出规定。

1997 年文件：县级的三项工作（防疫、妇幼保健和乡镇卫生院）要达到“一无三配套”（无危房，房屋、人员、设备配套）；乡镇卫生院要加强急救和产科建设。

2001 文件：县预防保健机构把工作深入农村基层；乡镇卫生院以公共卫生、预防保健为主；坚持预防保健工作与医疗服务相结合，确保公共卫生工作的落实；提高基本医疗服务水平，尤其加强产科、计划生育、急救功能，除中心卫生院外，一般不向医院模式发展；计划生育服务机构以计划生育工作为主；村卫生室承担公共卫生和预防保健任务。

2002 年文件：县级市预防保健和医疗服务业务指导中心任务是：农村预防保健、基本医疗、基层转诊、急救、基层人员培训和业务指导；乡级受县卫生行政部门委托承担公共卫生管理职能；改进服务模式深入农村社区、家庭、学校，提供预防保健和基本医疗服务。一般不得向医院模式发展；已有的卫生院以改造为主，保证开展公共卫生和基本医疗服务所需的基础设施和条件；村级承担卫生行政部门赋予的预防保健任务，提供常见伤、病的初级诊治；乡村一体化，纵向业务合作，提高网络整体功能；卫生服务社会化，预防保健等公共卫生服务可以由政府举办的卫生机构提供，也可以由政府向符合条件的其他医疗机构购买。

综合上述文件的规定，可以发现，作为三级网络中轴的乡镇卫生院是综合性的卫生服务机构，既是卫生专业组织，也是卫生行政管理机构，具有确保公共卫生和初级卫生保健的重要职责。从 1997 年到 2002 年的文件始终都强调职责，而且越来越具体。但近年来对乡镇卫生院的研究和课题组在调研现场亲眼目睹的事实证明，乡镇卫生院现在并没有能发挥出其所被期望的作用。主要问题是：随着基层医疗机构的多样化，加之乡镇卫生院自身体制上的障碍，乡镇卫生院很多经营不善甚至难以为继，进而带来两方面的后果：乡镇卫生院近乎瘫痪，基层初级卫生保健出现空白；乡镇卫生院靠政府差额补偿勉强支持，但由于补偿有限，多重视有偿服务，甚至占用政府对防保任务的拨款，削弱了公共卫生方面的工作力度。

多年来，政府一直在致力于改革，有些地方通过对医院、医生的私有化(大量村医已经个体化),解除政府的负担(也可以一定程度地提高医疗服务效率)。20世纪90年代中期以来的文件都提到了鼓励多种形式医疗机构的发展。2002年中共中央、国务院《关于进一步加强农村卫生工作的决定》中规定,政府可以向其他医疗机构购买预防保健等公共卫生服务,就是在这一事实的基础上产生的。

## 第三节　投入和补偿机制

许多法规、政策文件都提到了加强农村卫生工作的投入和补偿力度的问题。

(一) *宏观方面*

1990年文件[①]:县、乡政府年度卫生事业拨款占两级财政支出的比例应达到8%;初级卫生保健的经费投入与经济的发展同步增长,逐步达到《规划目标》要求的比例。

1997年文件[②]:除"增幅不低于财政支出的增长幅度"、"中央对农村卫生的专项资金和地方投入"外,还提出了多渠道融资。具体而言,规定乡统筹一定数额用于农村卫生工作,村提留一定数额用于合作医疗,由集体经济支持合作医疗。

2000年文件[③]:卫生事业是政府实行一定福利政策的社会公益事业,政府对发展卫生事业,保障人民健康负有重要责任。补助原则明确为"原则上增幅不低于财政支出的增长幅度,兼顾效率和公平"。

2001年文件[④]:按照公共财政要求,规范补助范围和方式,随着经济发展,调整支出结构,加大投入力度。

---

① 卫生部:《关于我国农村"2000年人人享有卫生保健"的规划目标及其管理程序》,1990。

② 中共中央、国务院:《关于卫生改革与发展的决定》,1997。

③ 中共中央、国务院:《关于卫生事业补助政策的意见》,2000。

④ 国务院体改办、国家计委、财政部、农业部、卫生部:《关于农村卫生改革与发展的指导意见》,2001。

2002 年文件[①]:明确了“卫生投入增幅不低于同期财政经常性支出的增幅”,并进一步指出“每年增加的卫生事业经费主要用于发展农村卫生事业,包括卫生监督,疾病控制,妇幼保健,健康教育等公共卫生经费,农村卫生服务网络建设资金”。

2003 年文件[②]:再次明确“各级人民政府卫生支出的增幅不低于同期经常性财政支出增幅”,“积极调整支出结构,增加投入主要用于农村卫生事业”,同时再次提到“动员社会力量投资”。

(二)投入和补偿级别

1981 年文件[③]:提出给赤脚医生的补助费的来源是从社队资金中提取;从诊疗及其他收入解决;地方财政适当补助。

1990 年文件:县、乡年度卫生事业拨款。

1997 年文件:除政府拨款外,特别强调了多渠道融资,尤其是乡统筹和村提留在卫生事业中的作用。

2000 年文件:明确了政府职责,提到了“各级政府”(不过这有可能是因为该意见并非只针对农村)。

2001 年文件:提出“工作经费由县级财政安排”,“乡卫生机构上划县管理,县财政支付”。

2002 年文件:提出“县财政根据国家确定的公共卫生的基本项目安排人员业务经费”;省市给予县乡必要补助,省级承担全省计划免疫疫苗和相关运费;中央对重大传染、地方、职业病进行转移支付;同时开展卫生支农和扶贫。

2003 年文件:仍然坚持县财政的作用;省、市根据需要安排补助,省财政承担计划免疫疫苗及相关运输费用;中央对重大传染、地方、职业病进行转移支付。

(三)补偿项目和补偿方式

1981 年文件:专门针对赤脚医生的具体规定是,对“考核合格,相当于中专水平的赤脚医生,原则上给予相当于当地民办教师水平的待遇;社队记工分,男女同工同酬”。

---

① 中共中央、国务院:《进一步加强农村卫生工作的决定》,2002。

② 《农村卫生事业费补助政策的若干意见》,2003。

③ 国务院批转卫生部:《关于合理解决赤脚医生补助问题的报告》,1981。

1990 年文件:没有详细说明补偿机制,只是提及卫生拨款比例不包含集体组织的经济支持和个人支付的卫生费用。

1997 年文件:提出村集体卫生组织的乡村医生收入不低于当地村干部的收入水平。

2000 年文件:区分了公共卫生补助和医疗卫生补助。

1. 公共卫生:疾病控制和妇幼保健

由同级财政预算和单位上缴的预算外资金统筹安排。补助项目包括:传染病;指令性和指导性计划免疫;突发事件和重大灾害防疫;五大卫生监测预防;慢性传染病、地方病、寄生虫病的监测和控制;慢性非传染病监测预防;妇幼保健和健康教育根据标准定额和公共卫生事业机构承担的工作任务情况核定,符合要求的编制内人员给予补助定额;按服务人口、面积、疾病流行状况、机构职责确定综合补助定额。

重大卫生突发事件与重大工程单独核定;取得收入上缴为预算外资金财政专户,收支两线管理。

2. 医疗机构补助

县以上非营利以定项补助为主,同级财政安排。社区卫生服务组织以定额为主,同级安排,根据社区人口防保和最基本医疗服务核定。基本医疗,原则上收费补偿;政策原因造成的亏损,差额补偿;按数量、社会平均成本或先进成本核定。社区卫生服务组织根据完成的服务数量和质量定额补助,确定补助额综合考虑的因素包括:经济发展水平、卫生状况、居民收入情况、社区人口、服务面积;其中服务量包括预防接种人次、母婴保健人数、健康教育人数。

2001 年文件:传染病和地方病防治,基础设施,人才培养有专款,由县级管理和支付定额补助:计划免疫、妇幼保健、传染病和地方病控制、健康教育和贫困地区基本卫生服务;依据当地经济水平,卫生状况、服务人口、面积、数量发放定项补助:基础设施建设、设备购置、离退休人员费用对村级卫生机构和卫生人员承担预防保健任务的补助按财政有关规定执行;对民办公助的医疗机构给予适当补偿。

2003 年文件:区分了公共卫生补偿和医疗服务补偿。公共卫生:根据服务人口、公共卫生服务量和人员数量;考虑经济发展和财力状况;县合理安排,纳入预算。与原先的区别在于:可由政府办的卫生机构或招标的其他卫生机构承担。主要采取项目管理;条件达不到的地区可以采取定员定额补助和项目管理补助相结合的办法。

村卫生室、民办卫生机构、乡村医生、个体医生承担预防保健任务所需经费,由乡卫生院按其承担的具体任务核定。

医疗服务:原则上由服务收入补偿。所需必要经费由县财政根据工作核定发放。

## 第四节　总　结

在改革进程中,需要明确的问题是:改革的边界在哪里?谁来对农村公共卫生负责?如何负责?在政府财力有限的情况下,怎样分配卫生资源满足最紧迫的需要?乡村两级卫生网络以防为主的方针如果没有有效的制度支持(有资金投入支持,有管理机构配套改革等),很容易形成"重治轻防"。另外,当国家和集体不能向以前一样提供全部与卫生有关的福利时,也不能一走了之。还需要探讨哪些可以由个人负责,哪些应当由政府予以基本的保障。

从对以上文件的梳理中,我们可以看出:

一是政府对增加卫生投入比较重视。20 世纪 90 年代初略显模糊的"与经济发展同步增长",在 1997 年以后变成了相对硬性的"不低于同期财政增长幅度"。最初强调乡、村收入和社队集体资金对卫生事业的投入,在 2000 年之后,政府责任体现更为突出,尤其是中央及省级财政在基层卫生的投入责任得到了明确。

二是乡村医生的收入补偿得到一定程度的重视。1981 年和 1997 年的文件分别要求以民办教师和乡村干部的收入标准解决乡村医生的报酬问题。但是《中国农村卫生服务筹资和农村医生报酬机制》课题组的研究表明:大多数地方并没有出现因为薪酬不足而导致大规模医生转行现象。随着乡村医生个体化、乡镇卫生院的衰微和农村卫生需求的增长,乡村医生的整体收入状况并不太令人担忧。需要注意的是,这部分村医很多已经彻底个体化,不再承担集体中公共卫生服务的职责。公共卫生报酬的微薄,使他们的行医行为易往“重治轻防”的方向发展——正是这一原因构成对农村基层初级卫生保健工作的威胁。

三是基层卫生投入的具体补偿机制政府的责任已经明确。尽管有关文件提出的定额定项补助或者项目管理都支持基层卫生工作的运转,可现实情况是,由于基层公共卫生机构与医疗服务机构的扭结(原先基本是非营利性的,现在很多都向营利性方向发展)、在财力不足情况下,只能采取“撒胡椒面”式的补偿方式,政府无法完全实现差额补偿,只好被迫使医疗和预防保健机构寻求通过有偿服务取得收入,但又缺乏有效控制其有偿服务的范围和具体工作方法。因此,这正是基层初级卫生保健频出问题的原因所在。

# 第三章 新研究维度的引入

## 第一节 整合理论解释现实

### 一、从组织行为学和制度环境看卫生院改革

卫生院举步维艰的现状,暴露了农村医疗卫生的潜在危机,已经引起学界和业界广泛关注。深入探讨,在许多方面都有重大学术意义和实践意义。依此宗旨,本章研究选择的角度是从宏观层面来讨论组织生存与环境的关系问题。

从组织行为学和制度学派视角出发,评估卫生院的组织绩效,解释绩效低下的原因,其关键在于制度环境没有适应技术环境的发展变化。本章提出卫生院改革势在必行,重点措施是制度环境的配套建设和从科层制的角度来作组织内部结构分析。

#### (一)卫生院是否已积重难返

组织研究的经验一再表明,"绝对意义上的好组织是不存在的。好组织总是相对而言的,在一种背景或标准下被定义为好组织,在另一背景或标准下也许就成为坏组织"(W. Ross Ashby)①。我们在调查中发现,农民、卫

---

① W. Ross Ashby, *Introduction to Cybemetics*, Routledge Kegan & Paul, 1964.

生院工作人员、卫生主管部门领导几乎都对目前乡镇卫生院的经营和生存现状颇有微词。本章的讨论以调查资料为基础,只将卫生院当做一种组织形态和制度安排来考虑,不涉及卫生院的个体差异。

现实情况呈现不同的群体各自关注不同。

乡村居民关注的是:卫生院院舍破旧,设备落后,医务人员技术水平低下,部分人员医德医风还有问题,技术不高收费高——“小病看不起,大病看不了”,医疗卫生服务难以令人满意。

卫生院工作人员关注的是:卫生院从财政获得的投入有限,有的还不够足额发放工资,卫生院缺乏自主的人事权,也没有建立合理的激励和竞争机制,在卫生院工作没什么前途,还不如早些退出,另谋高就。

地方政府关注的是:卫生院一直依靠财政,有限的财政,投入到没有回报的乡镇卫生院,已成为财政包袱。

三个群体各自关注不同,从不同侧面反映出了卫生院的问题。

课题组对有关卫生院的各个方面进行了深入访谈,重点研究了卫生院的会计报表,将事业会计制度与企业会计制度对接,要求卫生院的经营也有合理回报,并从卫生院收入中剥离财政补贴收入,以反映卫生院实际经营状况。从会计手段分析的结果看,政府财政拨款是卫生院经费的主要来源,卫生院的营业收入不足以维持运转,经济发达地区和经济欠发达地区的大部分卫生院都不同程度地负债经营。

开放系统论将组织看作高度独立于环境,既从事系统构建又进行系统维持的实体,获利性(即组织利用环境获得贵重资源的能力)、适应性与灵活性被看作评价组织绩效的标准。组织的不同理念之间也有共通之处:

1. 时间因素。时间是个相对概念,取决于环境变化的速度,要考虑组织的长期和短期目标,也要认识到组织有其自身发展的循环规律,认清组织所处的生命循环中的不同阶段。

2. 分析层次。从组织的参与者、组织自身和组织所处的环境来评价,结果都会有所侧重,卫生院群体的环境与单个卫生院的环境有所不同。

单就组织环境因素来看,市场与非市场的组织环境就截然不同。在一个理想的市场条件下,市场提供了将组织参与者与外来顾客利益连接的机制,顾客直接决定了组织的绩效,组织的产出目标与维持系统的目标紧密相连。非市场环境下情况较为复杂,组织提供服务与它获得的收入没有了直接联系,如多恩斯(Downs)定义政府机构的标准:“该机构的主要产出不是由自愿交易的手段在组织的外部市场里进行直接或间接评估的。”①卫生院就是这种情况,缺乏清晰的产出界定标准。

综上所述,卫生院仅靠财政有限的拨款,不改变传统的体制和运营方式,无法实现良性循环,发挥其在农村医疗卫生事业中的应有功能。数亿农民需要医疗卫生服务,而卫生院为代表的医疗卫生网络需要进行适应市场经济体制和符合农民利益的改革和调整。

(二)卫生院低效运作的原因

经济学家阿罗(K. J. Arrow)②曾指出,和一般市场不同,医疗市场信息不对称与生俱来:患者对医疗消费的信息掌握甚少,生病了知道要找医生,但对医疗服务的种类、数量无从预期,一般也无法自主决定;医疗人员则掌握患者难以掌握甚至不可能掌握的大量信息。患者对医务人员的嘱咐或要求几乎只能被动接受,“求医问药”中的一“求”一“问”形象说明了这一点。社会分工和信息的高成本天然地决定了医疗市场上的信息不对称。卫生院也是提供医疗服务的机构,医疗服务信息不对称的特点,决定了在完全市场环境下,卫生院已失去了适合生存的空间。

按照人们一般的认识习惯,医疗服务可以分为“小病”和“大病”两类。小病一般指的是感冒发烧、头疼脑热等常见病症或已经确诊的慢性病,患者凭借一些经验判断,辅助药品和皮下注射、静脉注射等手段即可痊愈,患者与医务人员信息不对称并不严重。患者对这种医疗服务的要求更多的是方便、有效、廉价。大病患者多数对医疗服务信息掌握得不够,因而对生命和健康带来很大的危害性。为了规避医疗风险,医疗服务的需求方由对低成本的要

① George W. Downs, Patrick D. Larkey, *The Search for Government Efficiency*, Random House, 1986.

② Kenneth J. Arrow, *Social Choice & Muticriterion Decision Making*, MIT Press, 1963.

求转向关注医疗服务的质量。医疗设备先进、医生技术过硬、医德医风良好等是选择医疗服务机构的重要标准。

县级医院作为卫生院的上级医院，大部分设备更新及时，医务水平较高，临床分科细化，医德医风较规范；村卫生室也能打针拿药，看简单疾病，输液治疗，地理上的优势方便了群众就医。县级医院与村卫生室分别满足了群众对不同层次医疗服务的需要，而卫生院则处于被“抽空”的境地。

以上说明，在完全市场条件下，卫生院作为农村医疗网络的一级机构而普遍存在，有悖于经济学常理，它能普及到“一乡一院”的程度并长期存在显然有其非市场的原因。

政府从未出台强制“按乡建院”的文件规定，只是不少文件对“按乡建院”表示鼓励和原则性的导向。合作医疗在农村被两次推行，也正是卫生院普及的高峰。合作医疗制度虽然没能推广和坚持，但卫生院却作为遗产留了下来，“按乡建院”在数量上的实际效果丝毫不逊于强行规定。

由于卫生院的普及有很强的行政因素，不可能以市场为导向合理配置资源。卫生院有着先天不足，却能够长期维持运转，还需要从机构的定位与职能来分析。

卫生院最初设立，是按照1959年卫生部《关于加强人民公社卫生工作的几点建议》，把卫生院定为“人民公社举办的集体卫生福利事业……不应把它当作副业或者是企业一样要求实行自负盈亏、自给自足，更不要它上缴利润”。虽然这些条文已经过时，但条文所代表的“政府办医院”等一整套基本理念影响至今。调查中发现，不少群众仍然抱有“在公家的医院看病，我放心”、“在私人医院看病，看出问题来了谁管啊？”等态度（这也反映出准入制度、监管制度的不完善），政府投入医疗卫生事业的公益性质已经成为了不成文的规定。政府压缩对卫生院的投入，甚至放手卫生院不管，部分人一时是难以接受的。对一个长期以非营利为目标运转的机构，突然提出合理回报的要求[1]，其检验结果必然令一些人失望。

---

① 笔者在《乡镇卫生院如何活下去？》一文中提出了“乡镇卫生院也要讲合理回报”载于《中国经济导报》，2003.4.19：C1。

这种状况，并非某个人、某个官员的缺憾，而是相当一部分人的附庸性格所致。这种人，他们可能有丰富的经验知识，但很少有独立创新的意识，所以只愿意维系旧体制，失去了适应社会进步、经济发展的能动性。

《卫生管理辞典》中对卫生院这样定义：卫生院"是县或乡设立的一种卫生行政兼医疗预防工作综合性机构，主要任务是负责所在地区内医疗卫生工作，组织指导群众卫生运动，培训卫生技术人员，并对基层医疗卫生机构进行业务指导和会诊工作"[①]。这一定义说明，卫生院兼备了医疗服务、预防保健、卫生行政管理三项功能。从确定卫生院的职能看，它应当提供一般医疗服务，担负农村预防保健等职能，还承担农村医疗市场的管理。角色的多元化与卫生院的经济力量不同职能的绩效评估难以协调到位。

（三）技术环境与制度环境

制度学派强调组织是个开放的系统，会受到环境的强烈影响。环境大体可以区分为制度环境和技术环境。技术环境以物质、资源为基础，强调组织是个生产系统，具备将投入转化为产出的能力，更关注原料、资源、投入、市场等因素。早期制度学派如权变理论、资源依附理论、交易成本理论和种群生态学理论都注重技术环境及其影响。制度特征则在后来为人们所重视，强调组织并不只是技术系统，也是人文系统、政治系统、社会系统以及文化系统。梅耶与罗文（Meyer & Rowan）[②]将制度分析引向宏观层次，强调在广泛的制度环境里产生作用的文化规则的重要性。技术与制度的控制手段需要配合，才能正常发挥组织的功能。

技术环境要求组织有效率，按照最大化原则组织生产。按此要求，卫生院则需要针对自己的目标消费群体——农村广大群众，提高业务水平和服务质量，改革管理体制，降低成本以获取最大利益，才能提供令群众满意的"物美价廉"的医疗服务。调查中发现，卫生院从开始建立时，就没有以追求效益和效率最大化为发展目

① 王春然、石常吉主编：《卫生管理词典》，北京：经济管理出版社，1989。

② Meyer & Rowan, Institutional Organization: formal structure as myth & ceremony, *American Journal of Sociology*, 1977.

标。这是因为,在那一特定时期和制度环境中,效率所代表的技术环境并不是被关注的首要目标。随着改革开放的深入,在“效率优先,兼顾公平”的指导思想下,技术环境逐渐被客观认识和重视,卫生院对新的技术环境表现出极大的不适应。各地政府与卫生院都在积极进行试探性的改革,拍卖、合伙、承包等设想和方案纷纷出台。旧有制度环境能否克服长期实施带来的巨大惯性,产生有利于技术环境要求的积极变化和调整,人们更多持观望、等待态度。

卫生院改革所面临的制度环境的挑战,主要有以下几个方面:

首先,医疗卫生是国计民生之大计,一直以来都是“政府办医院”,卫生院改革后,公有制以外的其他经济成分和经营方式将加入农村医疗卫生事业,必然引起一些争议。辽宁省海城市拍卖乡镇卫生院的情况被中央电视台 2001 年 8 月在《新闻调查》栏目中播发后,曾引起轩然大波:一派认为这是适应市场经济的需要;一派认为是地方政府在甩包袱,是不负责任。当时卫生部和国务院体改办迅速组成了联合调研组,卫生部发文禁止各地拍卖卫生院。我们在实地调研中发现,各省都存在卫生院的改制现象,而且急需理论指导和政策引导。

存在的东西固然有着存在的局限性,但也有其合理性和必然性。“卫生院改制问题”相对“卫生院问题”来说是不可避免的。再从社会文化和民众心理的角度来看,政府长期垄断经营医疗卫生事业,使广大群众产生了对政府行为的依赖,卫生院所有制的转变需要一段时间,要有一个过程。

其次,尽管 2002 年国务院在《关于进一步加强农村卫生工作的决定》中提出“要建立社会化卫生服务网络,它可以由政府、社会、个人举办的医疗机构组成,要打破个人和所有制界限……发挥市场机制的作用”,但改革卫生院,使非公有制经济成分进入农村医疗卫生领域,相关的政策、法规还需要尽快制定。调查中发现,有的基层卫生局已经提出了较好的改革卫生院方案,但上级迟迟未批准,下面只能干着急。有关医疗卫生的相关法律、法规未能及时制定和更新,也使基层单位处于无据可依的尴尬境地。

第三,县、乡两级政府医疗卫生主管机构的职能将发生重大变化,原来一手操办卫生院的大小事宜,改革后更多地侧重于对农村医疗卫生资源的监督管理和培训指导。改革将为基层卫生部门减轻负担，也将原本被卫生部门牢牢掌握的资源推向了市场，客观上堵住了一些领导以权谋私的途径，同时会带来卫生院人员的大调整，冲击一部分职工的切身利益。

总之，以市场为导向、追求效益和效率的技术环境已为大势所趋，旧有制度环境妨碍了组织目标的实现，需要及时更新和改进，更好地配合技术环境的发展。这一事例也很好地印证了经济学家阿罗(K. J. Arrow)[①]阐述的市场与组织之间双向转化的关系：市场的不确定性增大了交易成本，需要一种更有效率的社会协调方式来取代，组织便应运而生；如果组织运转出现了严重的低效率时，也会被市场所取代。

## 二、改革建议

### (一) 体制改革

合理配置农村医疗卫生资源，在综合考虑乡卫生院和村卫生室的服务人群规模和覆盖半径等因素条件下，可以裁减那些根本不起作用的乡镇卫生院(具体方案见第四章第一节)，可以压缩农村医疗卫生机构的层级(县乡村三级→县村两级)[②]，将裁撤卫生院节省的人力、财力资源，重点投入村卫生室建设中，务实地办好县、村两级卫生机构，以适应发展，方便群众就医。可选取一定的地区进行试点改革，试办而有效，再全力经营之，试办无效，则所损无几。

### (二) 政策支持

建议在政策上允许卫生院产权和防保医疗分离的改革。分离出的预防保健工作可以采取多种方式，政府制定准入条件，强化监管机制，建立健全质量安全监管和财务监管等制度，可以由其他卫

---

① 马洪：《国外经济管理名著丛书》，北京：中国社会科学出版社，1985。

② 这里不是说全国各地都不需要乡镇卫生院，由二级网替代所有的三级网，而是说科学发展观不需要保守。因地制宜，多种形式，和而不同，才能真正创建和谐社会。但现实中，有一部分知识分子和官员，对已证明无效的构架体制，仍有极强的惯性。这种状况，是相当一部分人的附庸性格，他们可能有丰富的经验知识，但缺乏突破和创新精神，使自己的思维仍依附在旧体制，对党和政府提出的“树立科学发展观、构建和谐社会”的路线方针，形成应该知、有所知，却又不甚知的状况。

生机构提供,而不一定非要卫生院承担。

（三）市场机制

通过公开拍卖、职工入股、高层管理人员投资等方式对卫生院实行产权置换,剥离其防保业务,使其医疗上能与医院、诊所等公平竞争。医疗资源重组,社会资本进入,促进产权改革和医疗服务领域市场化,有利于以市场需求为基础的资源配置,有利于区域卫生规划,有利于提高服务质量,有利于商业医疗保险的发展,符合国家关于农村卫生工作的基本精神。[①]

（四）财政保障

利用产权置换获得的资产,设立公共卫生服务资金,与公共财政一道解决防保的资金来源和离退休人员资金问题。对于原有的财政补贴和给乡村医生的补助,可作为乡镇防保的管理费用支付给公共卫生服务招标的中标者。在多次竞标博弈中,这笔开支会降到其最低成本处,还会进一步节约了财政在防保上的支出。中标者与乡村医生签约执行防保业务,防保人员管理有效,会增加收入。这既解决了公共卫生问题,又节约了社会资源,还体现了公平的原则。

## 第二节　建立新的会计制度

实地调查中发现,许多乡镇卫生院没有专业会计,存在很多问题。截止到课题组调查结束,各卫生院开展工作所需经费,都是由其自身大略确定,只有很少确切资料来指导他们,不仅不够详尽,可靠程度低,拨款机构无法对其款额的必要性、合理性作出准确的判断,最困难的是把卫生院领导所花的钱限制在预算规定的额度之内;由于没有支出目的和目标做详尽的说明,使得几乎无法保证将公款支出置于检查之下,并且无法查明拨款支出是否用于所申请和批准的正确目的。

从课题组调查的统计分析可以看出,有的乡镇卫生院记账很粗,收入方面还可以,但是支出项目含混不清。“医疗支出”、“药品

① 国务院:《关于进一步加强农村卫生工作的决定》,2002。

支出”两项平均每年约占支出的95%以上，在其最原始报表中会有稍微细致的项目，但是从后面的调整可以看出，该分类是很不合理的，它将工资支出、业务支出全部混进“医疗”、“药品”支出里，这样容易造成寻租空间，使得一些人中饱私囊。若将支出分类为工资支出、业务支出、退休支出、投资支出，基本涵盖了可能的支出的所有方面，将账目细化有利于防止贪污腐败，同时，也可以对假账的作弊行为有所遏制。

财政补助有两种用途：医疗和预防保健。但是在课题组调查范围内的各个案例中几乎都没有分别列出来。现在看来，预防保健的补助是必要的，对于农村卫生的预防，特别是流行病学上的防治等很有必要。但现行财政补助却并非如此，从调查的案例中可以发现有财政补助越多，亏损越多的趋势。

从乡镇卫生院的账面看，在扣除财政补贴后几乎全部亏损，在贫困地区如此，在经济发展相对较好的北京、广东、浙江也不尽如人意。然而在考察中，我们却了解到有些乡镇卫生院是可以盈利的。这样看来账面的亏损与访谈中的盈利之间的巨大差距背后，体制存在很大的弊端，是造成大量国有财产流失的重要因素之一。如果不从体制上解决，那么卫生院将是一个“黑洞”，更不要说实现它的合理回报——社会效益与经济效益的双赢。

现在企业会计制度在走向全球统一化，这样的制度首先有利于国际交往，同时也是用统一的规范堵住一些寻租空间。以此看卫生院的会计制度，各地乡镇卫生院不仅规则不同，甚至有些卫生院不是专业会计，做账十分混乱。所以，首先应该要求卫生院使用专业会计；其次需要规范卫生院的记账方法、内容，统一财务报表格式、项目，不仅纵向比较会更加清晰，横向比较简单明了也有助于更好的发现问题、解决问题。虽然各地卫生院具体情况不一样，比如规模不同、基础不同、地理位置不同，甚至基本的医疗器械配备也不同，但是应当建立完善的会计制度，规范财政补助收入、医疗收入、药品收入、工资支出、业务支出等等。需要特别注意的是“投资支出”、“其他支出”项，要按照有关法规规范，或者不定期抽查，避免出现问题。

对于卫生院的资产负债问题，不同的卫生院固定资产相差很多,但是在资产计算方面应加强管理,统一规范。

总之,对于卫生院的现行会计制度,特别是看了许多卫生院的财务报表后的直接感受是:混乱。这种混乱造成政府的管理困难;同时也降低了卫生院的信誉,使之难以健康发展,甚至造成不必要乃至是犯罪性的浪费;农民的医疗保障权益受到不同程度的侵害。①

卫生院的现行会计制度已经可以称为卫生财政的滑铁卢了!就其解决之道,建议采用新的会计制度。其方法如下:

1. 会计人员管理

会计人员必须持证上岗,由卫生行政主管部门(或行业协会)下派。不允许各医疗机构自行任用。

2. 检查收费管理

大型设备检查单独核算,收入以折旧为准,实行无利润使用,如出现利润应上缴国家。

3. 药品收入管理采取国家税收制

4. 会计计算方法

数据计算和分析主要分以下三个步骤(第五章个案剖析均采有用此法,简称 WHM 模式)。

第一步,整理核对原始财务报表,使财务报表在乡镇卫生院原有的会计方法(医院财务制度)下达到平衡。(实际调查中发现,由于乡镇卫生院规模较小,个别财务人员也并非专业,其财务报表并不规范,有很多栏目为空白,因此课题组制表时适当省略。还有一些数据前后不一致,存在计算、抄写错误,表中也一并予以查验、校正。)

第二步,将医院财务制度与企业财务制度对接,按照企业财务制度的原则和方法,对医院固定资产提取折旧费用,计提坏账准备,同时在去掉其他财政补贴、只保留预防保健补贴的情况下,继续考察乡镇卫生院的资产负债情况和经营情况。对数据具体操作过程如下:

(1) 取得原始数据报表。将卫生院视为一个企业,运用会计

① 当然这里既有制度问题(需要完善),也存在人员素质问题,调研中发现个别无耻的浑水摸鱼者,为满一己私欲,不惜以牺牲卫生院的生存发展机会作为代价,损公而肥私,他们的目光不但是短浅的,更是自私卑鄙的,已然是希腊神话中的秃鹫,不断地啄食卫生院的经常生长起来的脏器。

学的规则，对卫生院的运营、财务、资产、负债重新作计算和分析。

(2) 对收入、支出的原始数据进行调整。由于原有报表将人员工资、运营费用等都折算到了医疗支出和药品支出中，所使用的专用名词含混、多义，缺乏科学性和规范性。因此，无论从政府经济学，还是管理会计学角度而言，都需要对其进行调整。

依据会计原则，调整和计算的方法如下（公式中，加粗加撇号表示调整后的项目，否则为调整前的项目）：

**补贴收入′** = 财政补助收入 + 上级补助收入

**业务收入′** = 医疗收入 + 药品收入 + 其他收入

**总收入′ = 补贴收入′ + 业务收入′**

**工资支出′** = 医疗支出中的人员支出 + 药品支出中的人员支出

**业务支出′** = 医疗支出中的日常公用支出 + 药品支出中的日常公用支出 + 专项支出 + 其他支出

**退休支出′** = 医疗支出中的离退休费 + 药品支出中的离退休费

**投资支出′** = 医疗支出中的固定资产购建和大修 + 药品支出中的固定资产购建和大修

**总支出′ = 工资支出′ + 业务支出′ + 退休支出′ + 投资支出′**

**净收入′ = 总收入′ - 总支出′**

(3) 对资产、负债原始数据进行调整。作为提供卫生服务的主要机构，卫生院不仅拥有医疗设备等资产，还拥有土地、房屋等资产。（但由于原有事业单位会计准则和观念与企业财务会计的较大区别，我们对卫生局提供的数据进行重新分类，并在目标县选择卫生院作了资产的实地评估，以期能据此进行调整，得出合理的资产、负债状况分析。）

依据卫生院向卫生局上报的资产负债表，根据企业财务会计准则，对卫生院的资产负债状况做出重新归类后，重新得出统计分析的结果。其归类方法如下（公式中，加粗加撇号表示归类后的项目，否则为归类前的项目）：

**资产合计′ = 负债 + 所有者权益 = 流动资产′ + 固定资产与递延资产′**

**流动资产′=货币资金′+应收医疗款′+其他应收款′+存货**

**货币资金′**=货币资金

**应收医疗款′**=应收医疗款+应收在院病人医药费

**存货′**=药品-药品经销差价+库存物资

**固定资产与递延资产′**=固定资产

**负债合计′=流动负债′+长期负债′**

**应付工资′**=应付工资

**应付款′**=短期借款+应付账款+预收医疗款+应付社会保障金+其他应付款+应缴超收款+预提费用

**长期负债′**=长期负债

**净资产合计′=资产合计′-负债合计′**

第三步,卫生院的运作消耗了众多社会资源,基于机会成本的概念,从投资的角度考虑,最关心的就是卫生院的运转是否使这些资源升值了,投入到卫生院的资本是否获得回报。财务会计上,衡量投资是否有足够回报,最受关注的问题就是资产回报率。结合该卫生院资产负债和收入支出分析,对卫生院的固定资产重新评估。按照单利5%要求资产回报(现行的贷款利率,经营活动的投资回报要求应高于贷款,否则这笔钱可以贷给其他支付得起贷款利息的经营者),对医院的经营情况作最终的估计。

4. 取得不动产价值的方法

为了更清楚地了解土地和建筑财产的真实价值,从房地产管理部门、房地产商、出售、出租业主和承租人那里取得关于出售、抵押和租赁等数据。数据是由为土地支付的实际价格构成,而不是交易双方之外的任意设定。

虽然询问价格通常不能作为衡量实际价格的尺度,但它仍然是价格的证据,并因此被记载在经销商的实地记录中。用这些出售、抵押、出租、转让、租赁等等的记录可以作出标点地图:从大量的价格证据中,确定每一地区、每一亩土地的价值。

在不考虑建筑的情况下得到土地的价格,可以利用相邻的一块和几块未被用于建筑的地块,它们的价格可以用多数估价员熟知的方法估出。由于相邻地块的价格彼此紧密相关,这种数据对帮助了解已被用于建筑的地块的价格很有价值。在临近找不到空地块时，可以凭借附近地块的出售记录和后来得到的比较精确的建筑费用。

建筑的全值(市场价值)如果存在损耗和废弃,可给予适当的折旧和减价。从近期的出售、抵押、承租、出租等为基础的全部估价,即可判断其价格。这些方法不是确定土地和建筑仅有的方法,但它们相当说明问题。

## 第三节　启动新的人事制度

### 一、总体模型

1. 人员流动

建立医务人员流动模式。所有医学院校毕业生必须先到三级⟶二级⟶一级医疗机构进行科室轮换,并通过职称考评的机制,强制二级、三级医院的医生参与循环,促进城乡居民享有无差异的医疗服务。

可能出现的问题:监督激励机制。

实施者:到基层锻炼的医生在锻炼期间的考评由谁来负责,由谁来实施,实施之后的监督机制。

2. 布局改革

取消按乡建院,按照覆盖半径和人口重新配置医疗资源,使地方医疗资源的配置维度由行政建制维度转化为以人为本的按需维度。

### 二、关键问题

人员流动的关键在于如何在锻炼医生[1]和乡镇卫生院院长间建立一种有效的制衡机制。同时与之配套的又是乡镇卫生院院长的遴选制度。

锻炼医生的角色应该向普通医生靠拢,在锻炼期间应该公开明确卫生院院长的权威,卫生院院长能够在锻炼医生的考评中发

① 循环期内的医生。

挥实质性作用。为防止锻炼医生与卫生院院长之间的共谋或背驰，思考如何多元化评价指标，为各种指标设置不同的权重。

主要有以下四种指标：

1. 乡镇卫生院院长主观评价（可分 A、B、C、D、E 等几个层级）；

2. 用为卫生院带来的实际效益[①]、业务量的增长率、收入的增长率等作为评价基数；

3. 所有经锻炼的医生诊治过的病人，在医疗过程结束之后（必须在所有医疗过程结束之后），发给一张医生满意程度反馈表。反馈表不与锻炼医生本人见面，直接由卫生院封存，在锻炼期结束后，交由上级部门统计；

4. 量化后的锻炼医生在锻炼期的科研成果和培训（对基层医生必须开设有下限次数的培训班）成果。

关于乡镇卫生院院长的遴选：从严遴选，设技术与亲和力等多个维度，宁缺毋滥（宁可重新选拔或从上级医院调入）。

布局改革的关键是在医疗资源的布局调整中，地理布局调整和产权布局调整如何结合。

1. 要把资质比较好的卫生院和资质比较差的卫生院的处理办法区分开；

2. 要在地理布局调整中细化产权布局调整的具体举措，防止国有资产的流失。具体操作上，规定卫生院服务人口和地理范围的下限，如果一个地区有多个医疗服务机构，通过服务人口和地理范围的均分，跌破下限，则裁撤一个到数个医疗机构，使之维系在下限之上。

关于产权，一是采取多样化的处理策略，二是打磨具体实施时用词的敏感度，使之能平稳进行。

## 三、具体方案

从盘活资源、节约公共物品供给成本、优化社会资源配置、提供无差异卫生服务、构建和谐社会角度，本研究提出建立医疗机构区域集团体系改革实施方案。医护人员可以在本区域及区域间流动，但必须完成 3～6 年的循环。见图 3-1。

---

① 当地公共卫生工作成绩（高权重）。

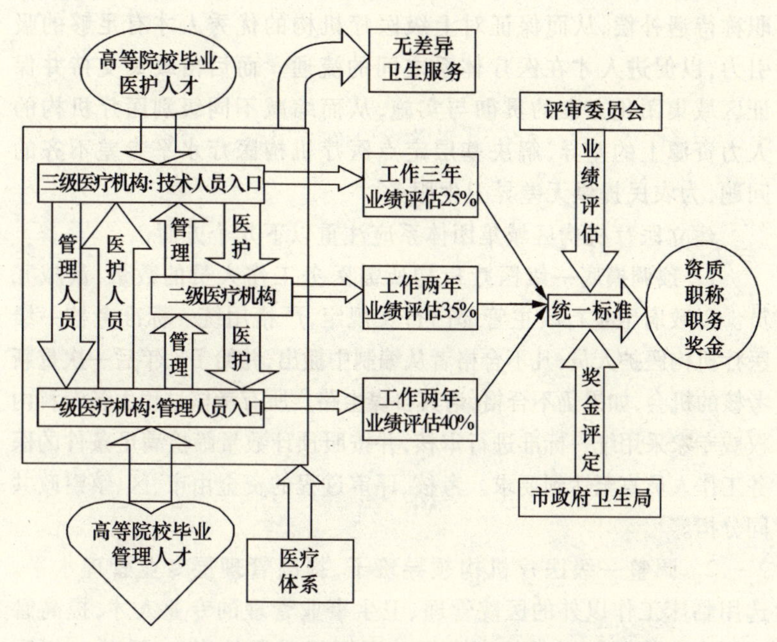


**图 3-1　建立新的人事制度和医疗机构配置维度模式(参考)**

设想从三级医院到二级医院,再由二级医院到一级乡镇卫生院组合成一个完整的人员循环整体,打破各自为政的格局。在各级医疗机构内按业绩评审合格的医护人员——尤其是年轻的医护人员,在固定时间内(比如两年或者三五年)在各级医疗机构轮流工作,并把个人的业绩作为奖金评定以及职称评审的一个重要指标。考虑到专科医院以及综合医院中有专科优势的医护科室,就诊病人与综合医院的不同,该部分医护人员在相应专科医院体系中进行循环。为了保证医护人员在较低级别的医疗机构工作的积极性,医护人员当年所在的医院的级别越低,其业绩在奖金评定和职称评审时所占的比重也越大。以此来促进医疗卫生人才在各级医疗机构之间进行流通,提高农村医疗卫生体系的质量,突破农民就医的区域限制,消除农民就医选择的地域性差异,为农民提供无差异性卫生服务。

医疗机构的基本任务应该是为其服务人群提供医疗服务。在医疗机构区域集团化方案中,政府所要做的就是使乡镇卫生院成为三级医疗机构的人员能够一展所长的用武之地,再加上经济与职称待遇补偿，从而保证对上级医疗机构的优秀人才有足够的吸引力，以促进人才在医疗体系之间的流通。而后由政策支持并保证区域集团化方案的贯彻与实施，从而缩减不同级别医疗机构的人力资源上的差异，解决基层定点医疗机构医疗水平参差不齐的问题，为农民提供无差异卫生服务。

建立医疗机构区域集团体系应注重以下几个方面：

1. 预调摸底一级医疗机构所需医务工作人员的数量，裁减冗员。以政府卫生行政主管部门行文规定，严格用统一标准考核一级医疗机构医护人员，凡不合格者从编制中撤出，并给予一年后一次重新考核的机会，如果仍不合格，请其自谋生路。所有考核过程由各专科内权威专家采用统一标准进行审核，并按照预计数量筛检满足条件的医务工作人员直至达到要求。考核、评审过程的资金由市、区、镇财政共同分担。

2. 调整一级医疗机构领导班子，提高管理层专业管理水平。选用临床工作以外的医院管理、卫生事业管理的专业人才，提高管理层专业管理知识与技术水平。还可以采取轮岗方式，从二级医疗机构中选用即将升为正职的医院副职领导，或者三级医疗机构中即将升为正职的科室副职领导，下调到一级医疗机构担任领导，待轮岗任期结束，经任职考核合格后，再回到原医疗机构升任正职。

3. 严格控制医疗体系的人才入口。方案实施后，一级和二级医疗机构不再引进医疗体系外的医护人员，整个医疗体系的医护人员的人才入口设在三级医疗机构。所有医学院校毕业学生必须先到三级医疗机构进行科室轮换，而后在某专科正式工作三年后，才可以开始进入医疗机构的人才循环体系。二级以及三级医疗机构不再引进卫生管理人才，卫生管理人才的入口设在一级医疗机构。其工作业绩也采用与医护人员相应的权重进行评估，以确定其职务升迁和奖金水平。

4. 建立配套的工资奖金制度。医疗系统工作人员的工资由所在医疗机构发放，奖金由政府卫生部门评审各级医疗机构的工作业绩之后发放。奖金来源于医疗机构的盈利，政府卫生部门不进行补贴，也不经手资金周转过程。如果医护人员在一级医疗机构工作期间，通过相应指标的考察，当地公共卫生工作成绩突出，政府可以把提供公共卫生服务的资金作为奖金奖励给医护人员，以鼓励其积极工作。

5. 业绩评审工作由包括卫生经济学主业人员在内的专门的委员会承担，其中应当包括一定比例的卫生经济学以及卫生事业管理学专家、病人代表、当地居民代表等。医护人员的业绩评审内容应当包括工作的有效时间、经济收益、病人的满意程度等内容；管理人员的业绩评审标准应当包括医院建设的改善状况、医院工作运行的改善状况、医护人员的监督意见、病人以及当地居民的监督意见。

# 第四节 研发新的技术配置[①]

课题组对农民调查显示：大多数（75.40%）的农民觉得看病不难，但是绝大多数（85.31%）的农民觉得看病贵，见图 3-2、图 3-3。

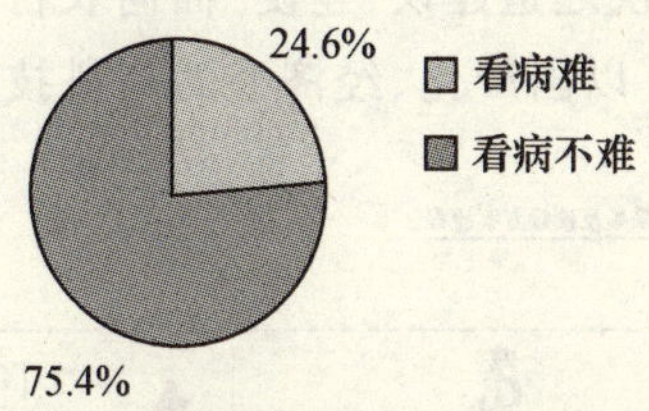


**图 3-2 2 886 位被调查农民看病难与否的人数比例**

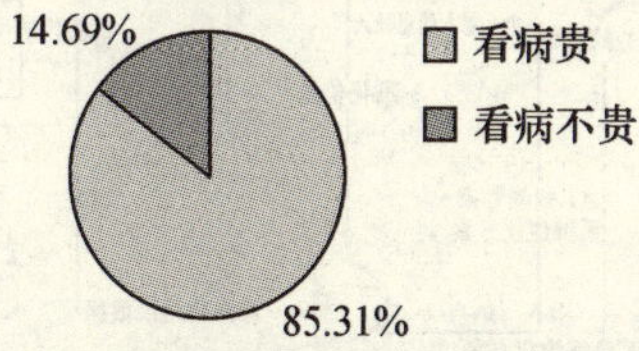


**图 3-3 2 878 位被调查农民看病贵与否的人数比例**

① 做了大量的调查后，我认为“自主创新，科技为民，大幅度降低医疗诊断成本，提高诊疗水平”将是解决农民“看病难，看病贵”的有效途径之一，但苦于拟不出较详尽的技术路线。适逢中国科学院基因研究所的负责人之一汪建先生阅读了我主笔的《大国卫生之难》，电话约见。双方交流，就建设“面向农村及社区医疗卫生的现代化标准体系”达成共识。提出了标准化、智能化、网格化研发模式图，并在我主持的国家级重大项目《市场经济条件下我国农村卫生保障制度战略研究》阶段性成果研讨会进行了交流汇报；会后不久，农业银行武建平先生调研归来，也向我介绍了云南山灞图像传输科技有限公司在远程物理诊断图像上的研发成果，展现了“自主创新，科技为民，大幅度降低医疗诊断成本，提高诊疗水平”发展前程的曙光。

看病贵已成为农民就医的重要问题，各种看病贵的因素分析如图3-4。

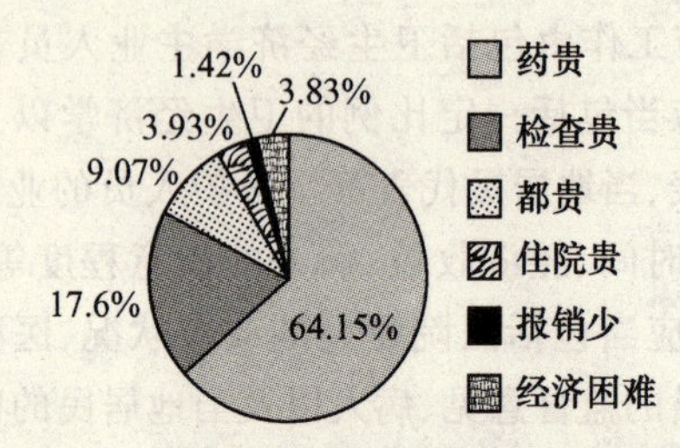


**图3-4　各种看病贵的因素的人数比例**

从图3-4可以看出，而各种看病贵的因素中，药贵、检查费贵居首位，并占到80%以上。

究其主要原因，调查中发现基层医疗机构技术配置存在问题造成农民检查费用高，且在不同医院重复检查过多，进一步加重了医疗费用。就其解决之道建议：建设“面向农村及社区医疗卫生的现代化标准体系”，以国产化、经济型的高科技集成化的检验设备

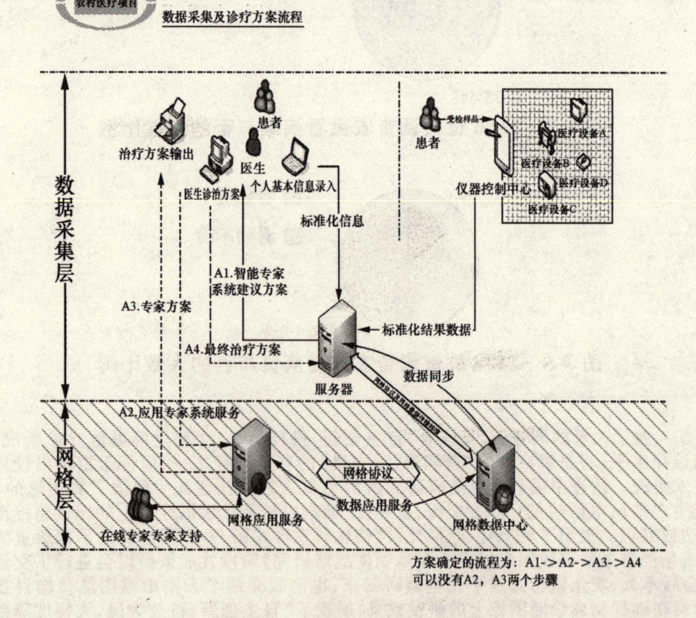


**图　3-5**

降低直接成本，标准化、网格化的电子诊断结果和病历可在不同医院使用，达到减少重复检查，资源共享，并使远程诊断成为可能，从而达到降低成本的目的。网格化的信息系统为广大农村地区医疗卫生情况提供了翔实的原始信息，从而实现利用高科技成果，依靠仪器设备及试剂耗材国产化，大幅度降低医疗诊断成本，提高诊疗水平，实现农村医疗卫生跨越式发展的体系。如图 3-5①。

## 第五节 构建新的筹资和报销模式

课题组对经济发达地区（如北京 890 户）和经济欠发达地区（如青海 430 户）农民门诊报销微观分析结果显示：农民不去享受此项优惠（门诊报销），便觉得亏了；而去享受门诊报销优惠，仍然觉得亏了。原因是即使是优惠后医疗费也会比自己去药店买药贵。因此，反而会造成一部分农民觉得合作医疗达不到期望值而使积极性减退。图 3-6 为新型农村合作医疗现有筹资和报销模式。

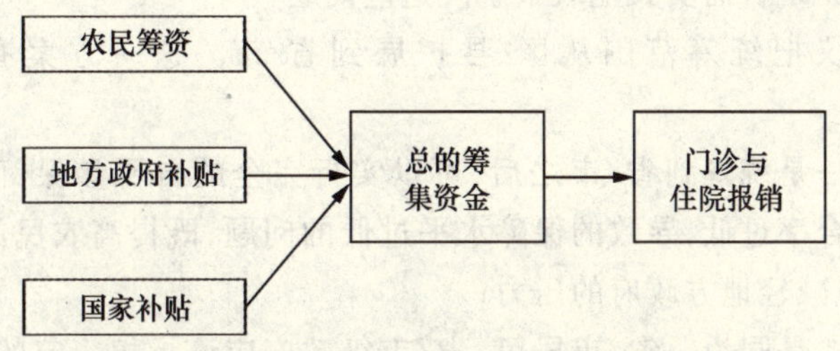


**图 3-6 现有模式：新型农村合作医疗筹资与报销模式**

鉴此，我们希望能构建出新的筹资和报销模式，并且从中受到启示。其框架如下：

**建议方案 1**：全部用于大病。放弃用于农民负担相对较轻的门诊费用的报销，这样做的好处是基金运作简单，减少门诊小额报销烦琐，减少合作医疗部门的运营开支。如图 3-7 所示。

---

① 该图由中国科学院基因研究所提供。

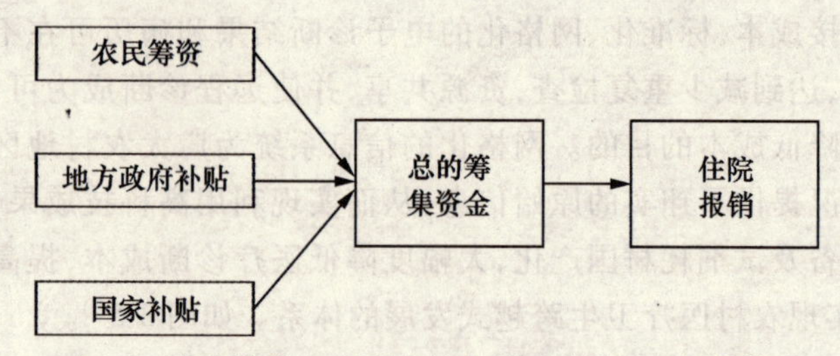


图 3-7 建议模式 1:新型农村合作医疗筹资与报销模式

本方案建议取消门诊报销。其理由是,为了迎合大多数没有住院的人的需要,提供/高门诊报销,住院报销的比例将被大幅压缩,甚至起不到保障大病的作用;低水平的门诊报销对于农民来说,象征意义远大过实际意义。与其设定烦琐的报销标准和限制,不如明确取消这部分报销,让合作医疗真正达到大病统筹的目的,可以让农民明白,政府补助,是为协助农民抵御大病风险,而不是用来均分的。

取消门诊报销以后,原先因其而产生的一系列问题是否会自行消弭?是否需要其他政策解决这些问题?

建议把统筹范围从区/县扩展到省/市。这一方案有以下好处:

第一是统筹到省/市之后,可以实行完全的自愿参保,而不必担心参合率过低,导致的保障水平过低的问题,既提高农民的自由选择,也减轻地方政府的压力;

第二是同为一省/市居民,省/市级政府应该承担一定的责任,全省/市统一化的医疗保障也将更易于与统筹城乡基本医疗相接轨;

第三是如果全省/市统筹能归由社保部门管理,将可以解除卫生部门"一身二任"的烦恼,并提高保障基金管理的质量。

这一思路好处,首先,地方政府花在新型农村合作医疗的宣传、组织上的运行成本相当可观,其中不少是软性的,另一些则与其他医疗经费并入一个经费包,很难准确测量。如果实行全省/市统筹,尽管仍然需要宣传,参合率的压力就将大大减轻,有助于降低合作医疗的成本。其次,统一标准,将更容易解决异地就医的报销问题。各省/市现在城内居民外迁和近郊居民内迁、农转非等现象并存,多重标准会造成资源浪费或者保障空白;而要求根据户口所在地入保,又不允许在区/县外就医报销,既不公平,也不符合方便就医的原则。(因为如果是区/县级出资,一定程度上自我保护辖区内部医院是有道理的;但如果统筹到省/市,就可以实现全省/市内同等医院同等标准。)

如何保障患者分流?患者分流不应该由地域或医院性质决定,应该由医院级别和医院能力决定。课题组的调查显示,农民大病的就诊医院主要是二级医院,占58.27%,而作为医疗服务网络枢纽的一级乡镇卫生院却只有12.49%,省/市、区、镇三级医疗机构就诊人数的比例为10:27:6;农民小病的就诊医院主要是村级医疗机构,占47.28%,而乡镇级卫生院仅占18.85%,区镇村三级医疗机构的就诊人数的比例为10:71:178。因此在下一步调整中,某些地区卫生局希望压缩在市区两级的报销比例,维持乡卫生院的报销不变,以此鼓励农民去乡卫生院就医。这一方法仍是治标不治本。农民不去乡镇卫生院的原因之一,在于解决大病问题,乡卫生院实力不足,不能让农民们信赖;而解决小病问题,由于收费体制和药品流通体制的限制,即使在报销之后,其支出仍然不低于药店和民营医院和个体医院。因此,乡卫生院对于农民缺乏足够的吸引力。需要做的是,配合人事制度改革提高乡卫生院的竞争力,而不是借助新型农村合作医疗制度保护乡卫生院。如在新型农村合作医疗中取消门诊报销,还必须有相应的手段,降低在定点医院看病的支出,否则报销的衰减完全有可能招致农民的不满和猜测。

**建议方案2**:门诊与住院筹资与报销单立,给农民多种选择。A可以是单选门诊,B可以单选住院,C即可选门诊也可选住院.如图3-8所示。

具体操作方案是:第一,将门诊与大病的筹资与报销分割开来,独立运作。门诊的筹集资金只用于门诊报销;大病的筹集资金只用于大病报销。

第二,门诊筹资中,农民筹资占2/3,当地政府及国家补贴(通称政府补贴)占1/3,并不再设立封顶线;大病筹资中,农民筹资占

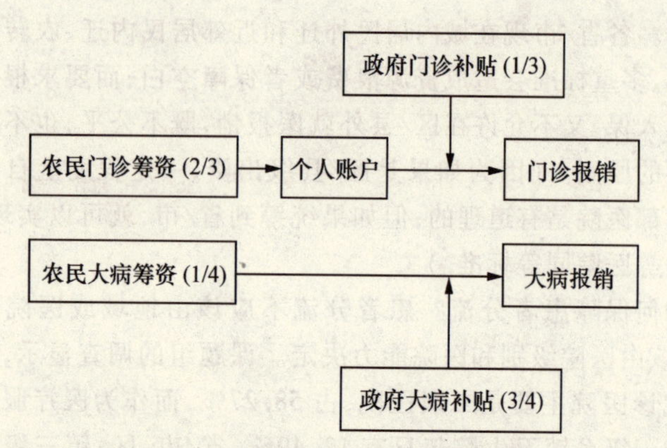


**图 3-8　建议模式 2:新型农村合作医疗新的筹资与报销模式**

1/4,政府补贴占 3/4,[①]并设立封顶线。

第三,其中农民门诊筹资部分,如果一年之内没有消费或者没有消费完全,以个人账户形式储存,并可垂直继承,但政府门诊补贴不进入个人账户;大病筹集资金使用现行资金运作形式。

为了避免烦琐的报销程序,建议报销过程实行借记卡报销模式。具体操作办法为:为参加合作医疗的农户开设一个借记卡,将农户的门诊筹集资金存入借记卡;农户在看病时所发生的医疗费用不再由农民以现金的方式进行支付,而由医院出具医疗费用单,由合作医疗资金管理部门通过借记卡将农民的医疗费用转入医院,而后由合作医疗资金管理部门通知农民应该交纳不能报销的那部分医疗费用。农民门诊筹资,如果一年之内没有消费或者没有消费完全,以个人账户储存于借记卡中,并可垂直遗传(即父亲死后可以由子代继承其中资金),但政府门诊补贴不进入个人账户。

目前,新型农村合作医疗制度还很难找到一个稳定的补偿水平,因此,政策的波动仍然不宜过大,否则农民将失去对于该项制度的稳定预期,进而影响制度实施的效率和效果。因此必须有配套的政策向农民传达这样一种信号:新型农村合作医疗的水平没有降低,只是改变了补偿的方法。

① 这只是粗略的,仅显示比例关系,各地可以从实际出发,设计各自的百分数。

# 第六节 开拓新的报销途径

## 一、借记卡模式

新型农村合作医疗试点地区大多数农民对合作医疗比较满意，但许多人认为报销程序过于烦琐，需要证件多，不能随时报销。同时存在农民对报销药品的范围的一知半解，这影响了农民群众加入合作医疗的积极性。

为了避免合作医疗报销途径的烦琐所带来的时间、人力等多重成本，解决报销体制烦冗的问题，建议开拓借记卡方式进行农村合作医疗资金的支付。

具体操作办法为：为参加新型农村合作医疗的农户开设一个借记卡账户，农户将自己的筹集资金存入借记卡；农户在看病时所发生的医疗费用不由农民以现金的方式支付，而由医院出具医疗费用单，由合作医疗资金管理部门通过借记卡将农民的医疗费用转入医院，而后由合作医疗资金管理部门通知农民应该交纳不能报销的那部分医疗费用。为了避免出现个别农民恶意欠费现象，在操作的过程中应与农民签订相应的协议，注明出现无故欠费情况后可行的惩罚措施，如收回其土地使用权等。合作医疗资金管理部门需要以电脑记账联网的方式，为每一个参保的农民均建立一个账号，这个账号会详细记录他在医院的各项花费。而且以年度为结算单位电脑会自动根据报销的各项细则来算出该位农民每年能够报销的金额。需要报销的农民，不需要带上各种收据（除非不相信电脑，要求自己核算），只需每年一次去结算中心就可以了。这样做需要全省/市的电脑是联网的，资金是共享的，而且以年度结算，可以更方便的做到以收定支，收支平衡。

这种做法的好处在于：

1. 避免报销烦琐给农民带来的不便，提高报销资金迅捷性并缩短报销周期，提高农民的满意度。

2. 方便合作医疗资金的运行与监督。做好资金的入口与出口工作，可以严格控制资金的运行，避免人工操作带来的失误与人力的浪费。

3. 可以给农民双向收益。如果在农民将筹集资金储存到借记卡中以后，给以银行储蓄相应或稍高的利息，并给以经济困难的农户以小额贷款。那么，年轻或目前身体状况比较好的农民参加合作医疗不仅可以使其患大病的风险得以分担，而且可以获得集资存款的利息。

4. 可以吸引年轻或身体状况较好的农民参加合作医疗。借记卡采用家庭账户的形式，可垂直继承。借记卡中农民筹资只能存，不能取，但在借记卡持用人死后，其资金仍可“遗传”至其继承人。在农民看来，自己存的钱永远是自己的，这种做法可以吸引年轻或身体状况较好的农民参加合作医疗。

5. 既避免道德风险又可宣传合作医疗。使用借记卡报销方法之后，合作医疗管理中心统一为农民管理借记卡，只有借记卡注册者方可使用，但农民可以通过电话专线、网络等方式查询自己的资金数额，有效地避免出现道德风险。合作医疗报销资金数额由村委会通过大广播的方式广而告之，又可以宣传合作医疗的好处。

6. 简化转院程序，方便农民就医。农民凭借借记卡可以在全省/市范围内任何一家定点医院就医，省去一系列繁杂的转院手续。

## 二、异色处方

报销的细则是很复杂的，除非是专业人士，普通人是很难短期内熟悉。在调查中发现农民并不清楚什么样的费用是可以报销的，什么样的费用是不可以报销的，因而在具体的报销过程中就会产生误解和不必要的麻烦。因此，建议农民在定点医院就诊时，就将医疗费用按能否进行报销分类，采用不同的医疗费用单，可以报销的分为一类，不可报销的分为另一类；并以不同的颜色区别。这样什么样的费用可以报销，如红色可报 80%、橙色可报 60%、黄色可报 40%、绿色可报 20%；什么样的费用不可以报销如白色，一目了然，既可以方便农民，避免产生误会，另一方面，又可以方便进行报销的工作人员。

# 第四章
# 制度改革方案设计

## 第一节　卫生网发展道路的思考与建议

在调查中发现，农村卫生机构的布局存在着资源过剩与不足并存的现象，就其解决之道建议取消按乡建院制，按照覆盖半径和人口重新配置医疗资源，使地方医疗资源的配置维度由行政建制维度转化为以人为本的按需维度。

其关键是医疗资源的布局调整中，地理布局调整和产权布局调整如何结合。一要把资质比较好的卫生院和资质比较差的卫生院的处理办法区分开；二要在地理布局调整中细化产权布局调整的具体举措，防止国有资产的流失。具体操作上，规定卫生院服务人口和地理范围的下限，如果一个地区有多个医疗服务机构，通过服务人口和地理范围的均分，跌破下限，则裁撤一个到数个医疗机构，使之维系在下限之上。

关于服务地理范围下限的设定，要从群众的可及性角度确定，而非单纯的覆盖半径。可以设立一个地理指数：

$d_1$ = [ 该地距离(每 2000 米为一个单位) + 一般交通工具均费(以元为单位) + 一般交通工具时间(以 10 分钟

为一单位)]×该地人口数量(百人为一单位)

$d_1$,$d_2$,$d_3$…一般为各个自然村,最后以某一医疗机构为基准的该乡/镇的所有自然村地理指数之和为该机构的地理指数(村地理指数和医疗机构地理指数为不同概念)再综合可量化的效益指数(可加权相加,定为撤留指数),跌破某一下限阈值时,予以裁撤,最后对该卫生院的去留作出定论:防止一撤俱撤,一留俱留。

计算实例:

假定K镇共有4所非民营医疗机构,都位于镇政府所在地,按照按乡建院的原有安排,4所医疗机构共服务该镇所辖10个自然村、10个卫生村的地理指数如表4-1所示。

**表 4-1**

| 自然村(名称) | 距医疗机构距离(千米) | 交通费用(元) | 交通时间(10分钟) | 村人口数(百人) | 指数 |
|---|---|---|---|---|---|
| a | 0 | 0 | 0 | 7 | 0 |
| b | 0.5 | 0.5 | 0.5 | 3 | 4.5 |
| c | 1 | 0.5 | 1 | 5 | 10 |
| d | 1.5 | 1 | 1.2 | 4 | 14.8 |
| e | 1.5 | 1 | 1 | 6 | 21 |
| f | 2.5 | 1.5 | 1.5 | 4 | 22 |
| g | 3 | 1.5 | 1.5 | 5 | 30 |
| h | 4 | 2 | 2 | 6 | 48 |
| i | 6 | 2 | 2.5 | 5 | 52.5 |
| j | 8 | 3 | 3.5 | 2 | 29 |

假定该地位于平原地带,一般交通工具为客运班车(平原地带、半山区、山区分开讨论,制定不同的下限阈值)。

假定平原地带的下限阈值为80。

该镇4所医疗机构因为都位于镇上,所以共享该指数,每所医院的指数都是所有村的指数之和为231.8/4=57.95<80,裁撤一家后231.8/3=77.11仍<80,所以计算地理指数的结果为,该地只需两家医院。

再来看效益指数,假定我们以各个卫生机构经会计核算之后的盈利状况为效益指数(越大经营状况越好)。在实际运作中,可以效益指数和地理指数二者加权。在决定裁撤哪家医疗机构时，一般要裁撤数值小的医疗机构。

一、改革方案的研究背景

卫生院是我国农村三级医疗预防网的第二级，处于承上启下的枢纽地位，曾经在农村卫生事业中发挥过重要作用。但在社会主义市场经济与社会发展中，按原有模式继续运行的卫生院举步维艰。因此，乡镇卫生院如何改革，改革后的成本和效益如何，已成为参与推动和关心中国农村卫生事业人士关注的热点。本研究从管理经济学的角度，通过对黑龙江省、河南省、浙江省、北京市乡镇卫生院现状的定量分析，以及对乡镇卫生院产权改革和防保、医疗改革的定量评估，以期为我国乡镇卫生院的改革提供政策建议。

建国以来，乡镇卫生院主要承担医疗和防保两项职能。就我国原有的农村卫生管理体制的设想而言，主要是通过“农村三级网”将乡镇卫生院和乡村医生捆绑在一起，贯彻、配合合作医疗制度，向农民提供医疗和防保服务，同时县级和乡级政府通过财政补助卫生院的不足资金，以维持乡镇卫生院的运转。其运作模式如图 4-1 所示。

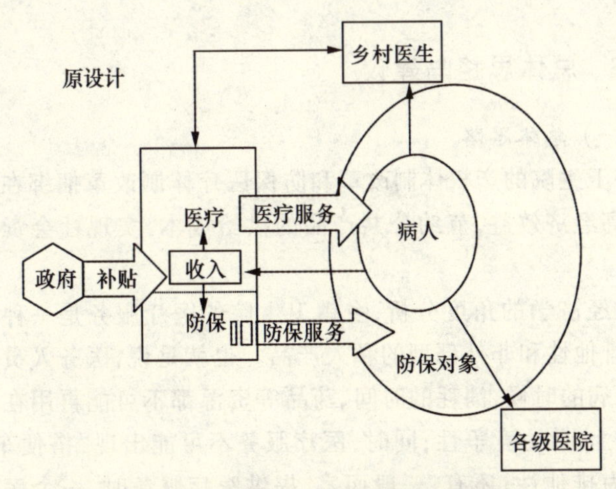


**图 4-1　乡镇卫生院原有的运作模式**

但是，随着我国市场经济确立，农村的医疗队伍、病人流向也出现了分化，县医院技术好、小诊所方便热情导致乡镇卫生院病源萎缩；同时分税改革后，基层财政困难造成财政对卫生院支持的名存实亡。在病源萎缩的情况下，乡镇卫生院仍然需要用医疗的收入来补贴防保业务，使乡镇卫生院的运营“雪上加霜”，并陷入恶性循环，如图 4-2 所示。

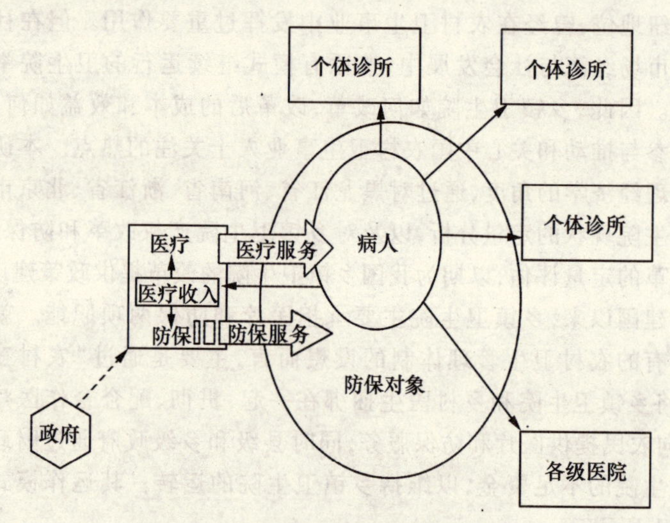


图 4-2　乡镇卫生院现有的运作模式

## 二、总体思路与建议

### （一）总体思路

将卫生院的产权体制改革和防保医疗体制改革捆绑在一起进行，提高经济效益，节约公共产品的供给成本，实现社会资源优化配置。

从经济学的角度分析，乡镇卫生院的医疗服务是一种具有竞争性、排他性和非外部型的私人产品。也就是说，医务人员给一个病人看病的时候，消耗的时间、药品等资源都不可能再用在另一个病人身上，此为竞争性；同时，医疗服务不可能出现“搭便车”的现象，此为排他性；还有，一般而言，提供医疗服务时，一个病人的病是否能治好，一般不会对别人是否得病造成影响（传染病等除外）。经济学的分析已经证明，这种私人产品的社会利益最大化的供给方案,是在私有产权的情况下通过市场竞争来实现,也就是让供需双方实现“谁投资、谁受益”的原则。

而乡镇卫生院的防保业务中,像地方病、传染病等的防治业务,具有一定的外部性,也就是说,某人这类病的防治会减少其他人患这类病的可能。因此,完全的市场竞争不一定能够最好的解决这类问题。在这种情况下,需要政府的介入。而且传染病的防治还由国家以法律形式赋予了强制性,体现了与普通疾病治疗的最明显差异。但是,这并不是说政府应该把防保完完全全地承包下来,使防保机构成为一个政府部门。政府如何介入,是管制、自己供给还是外包,在新公共管理思潮的指导下都是可以讨论、尝试的途径。

基于现状和以上分析,建议将乡镇卫生院的产权体制改革和医疗防保体制改革结合起来进行。医防分开,有利于通过“有形”与“无形”的两只“手”分别调节,竞争性的医疗服务和保健项目可以用市场方法由居民自行选择满足需要的途径、地点、形式去配置资源。在市场竞争中促使各服务主体提高质量,降低价格,实现优胜劣汰。而非竞争性的公共卫生由政府引导配置。具体地说,就是通过公开拍卖、职工入股、高层管理人员买断等方式对卫生院实行产权置换,剥离其防保业务,使其能与医院、诊所等公平竞争;同时利用产权置换后获得的资产,解决离退休人员工资问题,并设立公共卫生服务资金,与公共财政一道解决防保的资金来源问题。其模式如图 4-3 所示。

(二)改革方略

卫生院也要讲合理回报——实现卫生院社会效益和经济效益双赢。

通过实地调研,我们认为,乡镇卫生院的状况反映了卫生院的管理体制远远不能适应市场经济条件下政府、农民的要求。因此,我们希望能够通过提供一些切实可行的思路,帮助乡镇卫生院改变这种严重浪费社会资源的现象。如图 4-3 所示。

改变这种状况,从管理学、经济学角度而言,治本的方法就是实现公共卫生服务体系和医疗服务体系的分离,彻底改革这两者的产权体制,运用公共财政手段向私人供给者购买公共卫生服务,

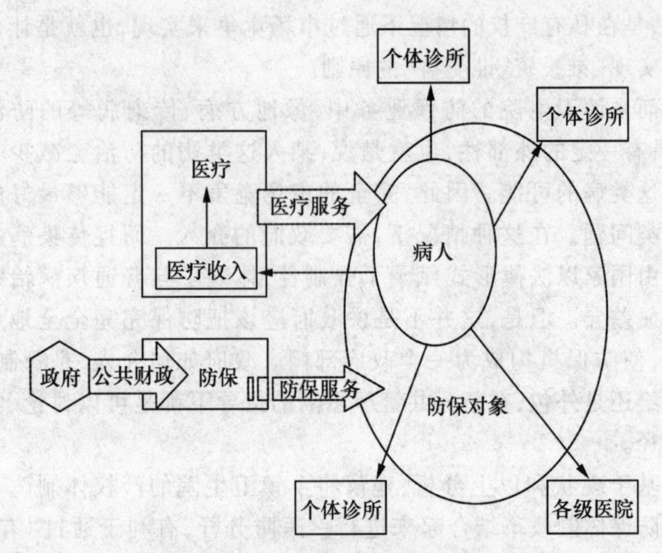


**图 4-3　建议模式:乡镇卫生院改革(参考)**

医疗服务体系在一定的技术指标约束下自由竞争,从而实现最小的投入,最大的产出。

医疗服务在很大程度上属于私人消费,健康收益比如个人生产力的增加,主要归私人所有,不应该把健康收益与健康的外部经济作用混淆在一起。公共卫生具有很强的外部性,是一种公共产品,个体在这方面的投资会使群体免费受益,比如传染病的防治,因此对公共卫生的补贴是基于利益性外部经济。从经济学角度而言,最有效的方法就是改变目前政府对医疗卫生机构的补助,即"撒胡椒面"——都有份然而都不足,导致所有卫生机构都有营利倾向的局面。

(三) 总体框架

要实现公共卫生服务体系和医疗服务体系的分离,必须改革这两者的产权体制。运用公共财政手段向私人供给者购买公共卫生服务;医疗服务体系主要通过市场机制解决,即在一定的技术指标约束下实现自由竞争,从而实现最小的投入,最大的产出。

对现有卫生院的资产进行清产核资,所有人员暂时全部退出(将来竞争招聘上岗,以盘活其人力资源),将卫生院资产、债务整体实行程序公开、公平、公正拍卖,拍卖所得资金,用于补偿拖欠原职工工资。拍卖后的卫生院自主经营，自负盈亏。政府通过公开招标，利用原有提供给卫生院的补贴，设立公共卫生服务资金，与公共财政一道向卫生机构（包括改制后的卫生院和原有的个体诊所）购买公共卫生服务。如图 4-4 所示。①

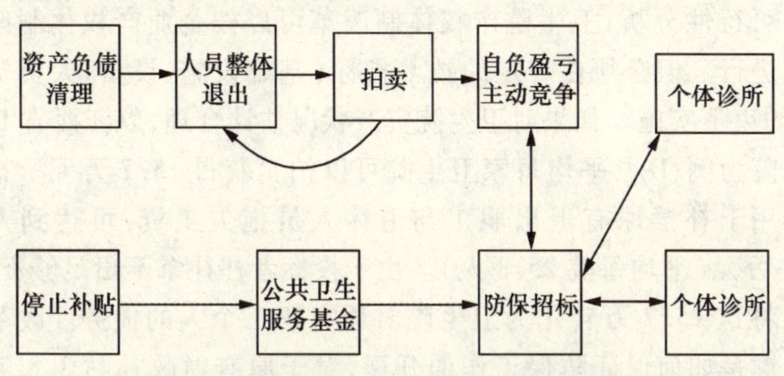


**图 4-4　建议模式：改革方案总体框架（参考）**

在实施乡镇卫生院产权改革过程中，要因地制宜，因院制宜，可采取一院一策、一院多策的方式，有利于搞活卫生院，不能只用一种改制形式覆盖所有的卫生院，防止片面地搞“一股就灵”、“一卖了之”的过度市场化和简单民营化，注意机构的保健与个人的激励相结合，应充分发挥职工参与医院改制的积极性和创造性，引导职工选择、接受能够适应和促进乡镇卫生院发展的形式。积极吸收和充分利用职工出资和社会法人出资，实现产权多元化，建立合理有效的卫生院法人治理结构；对报废、报损的资产及呆坏账损失和各种潜亏进行清理，并请评估及审计机构进行验证、核实、审定，其中确需报废、报损、核销的报财政部门和国有资产管理部门审批；在职工分流问题上，改制后，原则上由改制后的卫生院接收原在职职工和离退休人员，与原卫生院签订的劳动合同继续有效。改制后的卫生院与职工可以协商变更因客观情况发生重大变化致使原劳动合同无法解决的有关内容。出让卫生院产权并由受让方接收在职职工，原卫生院也可以与在职职工解除原劳动合同，并按

---

① 公开拍卖、职工入股、高层管理人员买断等方式对卫生院实行产权置换都是可以讨论、尝试的途径，可因地制宜；当然市场之“手”触及不到的地区，政府的“脚”就必须要踩进去。

国家有关规定向职工支付一次性经济补偿金,再由受让方与职工重新签订劳动合同。配合新的人事制度的人员流动方案,逐步实现城乡医疗机构人力资源配置的同质化,为城乡居民提供无差异的医疗服务。

可行性分析:卫生院产权体制改革可以按企业产权体制改革模式进行。但必须在一定的技术指标(基础设施、设备、人员资质等)约束下实施。如果对卫生院资产状况估计合理,以江西省D县卫生院为例,D县平均每家卫生院可以拍卖获得15.7万元。拍卖所得用于补偿原有退出职工与退休人员拖欠工资,可达到人均0.61万元(平均每院25.8人)。由于投标者往往拿不出足够资金,可以将这15.7万转化为卫生院对原有职工个人的债务。改革后的关键是如何保证防保工作的开展,对于原有财政补贴3.8万元平均每年每院的数额,作为乡镇防保的管理费用支付给公共卫生服务招标的中标者,同时将原有支付给乡村医生的补助也一同支付给中标者,让他们与乡村医生签约执行防保业务,这样若按每个乡镇2人计算,人员成本则为1.6万,加上其他耗材等成本0.4万①,总成本则为2万,节约1.8万。更重要的是,如果防保人员管理得好,剩余索取权在他们手中会有更多收入。因此,会有人愿意来承担这项公共服务,特别是原有的防保人员。而在多次竞标博弈中,这笔开支也就会降到其最低成本处,从而还会进一步节约财政在防保上的支出。

收益分析:本项改革的最大收益在于将卫生院从一个不讲投资回报的机构,转化为了各种资源都获得合理回报的机构,从而扭转了卫生院经济效益负产出的局面。

实际情况就2002年一年而言,政府对乡镇卫生院仅财政补助一项就高达51亿元人民币;若再考虑到卫生院所占用的房屋土地的价值,卫生院所消耗的社会资源的真实值必然高于51亿元人民币,即按照真实值计算得出的亏损还将更大。由于真实值无从确定,且计算值得出的结果已经足够说明问题。为此,我们认为有必

① 采用这个值主要是为了说明,即使是考虑进了所有成本,购买公共服务的花销,肯定不会比采用补贴的方式来的多。

要尽快进行农村卫生管理体制改革。由于我国各地区差异较大，因此建议在政策上允许拍卖乡镇卫生院和防保医疗分离的改革，不搞一个模式、一刀切、一哄而上的方法；可选取一定地区进行改革试点，取得一定经验后，再展开更大范围的调研。

## 三、政府提供公共卫生服务的方式方法的选择分析

公共卫生主要指公共卫生措施，旨在通过合理配置卫生资源，保障人口健康，它包括环境、职业、营养、自杀、伤害等等。政府处理公共卫生事务的职能包括："对大众疾病、医疗条件的提供及医治；对大众身体健康的保健，尤其是妇女、儿童的卫生保健；对危害人们群众健康的流行性疾病、传染性疾病及新型的疾病的预防与控制。"[①]吴仪副总理在2003年全国卫生工作会议上提出公共卫生是"组织社会共同努力，改善环境卫生条件，预防控制传染病和其他疾病流行，培养良好卫生习惯和文明生活方式，提供医疗卫生服务，达到预防疾病、促进人民身体健康的目的"。这一论述高度概括了我国公共卫生含义的基本内容。前面已经论及公共卫生具有外部性，是一种公共产品，因此不能完全通过市场机制来实现其资源配置，政府在这个领域有不可推卸的责任。要改变现有的财政对公共卫生物品[②]投入不足的状况，政府应当加大对卫生事业的投入。然而，全国财政收入占GDP的比重2000年为15.0%，比1994年提高3.8个百分点，而同期的中央财政收入占全国财政收入的比重2000年为52.2%，比1994年下降了0.5个百分点。财政面临着一方面财力有限，而另一方面财政支出压力沉重的两难局面，各方面要求增加支出的呼声一直很高[③]，在这种形势下，相对于增加拨款，更重要的是调整存量。政府在提供公共卫生物品时，应变传统的直接提供为政府采购，这是提高卫生部门产出效率，用以补偿政府公共财政对公共卫生投入不足的重要途径。

---

① 宋德福、张志坚主编：《中国政府管理与改革》，北京：中国法制出版社，2001：191。

② 公共物品，该词来自英文"Public Goods"。中文有多种译法，本书中采公共物品一词，"物品"界定为有形和无形的产品和服务。

③ 郑建良：《赤字财政与国债规模适度》，载《中国财经报》，2003.7.18。

政府在公共卫生领域负有责任，但并非一定要由政府来直接组织生产经营。公共物品的提供方式有如下几种：(1) 政府负责生产公共物品，并且由政府部门亲自提供公共物品的方式。(2) 由市场和私人部门提供的方式。政府负责生产公共物品，政府部门不直接提供公共物品，而是为社会组织和民营企业创造提供公共物品的条件，由政府出资购买公共物品。同时，政府负责监督公共物品提供的效果与效益。(3) 由政府公共部门与非政府组织、私人企业合作的提供方式。政府、非政府组织与社区共同负责公共物品的生产与提供。

政府直接提供预防疾病服务，其原因主要有两个：(1) 预防保健服务完全归国家所有，政府包办一切卫生服务（如英国 NHS 计划）；(2) 由于各种原因，预防保健服务供方不足，又没有社会资本愿意进入这块领地（老、少、边、穷地区）。前一种情况，连篇累牍的文献报导已经很明确地表明了它的缺点，英国政府也一直在寻求改革；而后一种情况随着经济大发展，靠政府直接举办卫生机构的地区已经逐渐减少。在全国绝大多数的地方不是缺少卫生机构，而是缺少有效的治道。几十年政府直接包办卫生机构的经验以及国有企业改革的结果表明，由政府直接包办卫生机构提供卫生服务将不可避免地带来负面影响：监督机构缺乏，政府既是裁判员又是运动员；政事不分；国有资产的机构导致的所有者缺位和内部人员控制的问题；经营者的自主权得不到真正的落实；人员负担过重；政府部门垄断公共物品的供给；缺乏竞争意识所造成的低效率等等。如山东省 J 县[①]作为全国经济比较发达的县，按照完全成本的算法，乡镇卫生院却亏损如此严重，在一定程度上可以说是一种浪费资源的机会成本和过度报偿要素投入的结果。上述原因表明，由政府直接提供公共产品的方式已经受到市场经济体制的发展的冲激和挑战。

---

① 见王红漫：《大国卫生之难》，北京：北京大学出版社，2004：103。

面对我国卫生服务机构众多①的现实,依照公共政策的基本价值观念,政府在选择公共产品的提供方式上应该主要考虑其成本和收益。即在市场经济条件下,只要提供公共卫生产品的医疗卫生机构,能够提供令公众满意的、符合共同利益特点的物品,尽管提供方同时获得了私人收益或社会收益,只要政府和社会不需为净收益增加额外的成本,就有理由实现政府通过购买的方式,按照市场原则为公众提供采购来的价廉优质的公共卫生物品,保证有限的政府财政投入主要是用于公共卫生物品,完成保障人民健康的根本任务。依据市场的概念,政府可以将社区公共卫生物品作为一种商品,予以购买。公共卫生物品作为一种特殊商品,与普通商品不同。就目前政府卫生经费不足的情况下,通过这种购买的形式,树立社区卫生服务的市场理念,激励社区卫生服务组织开拓社区卫生服务的新内容,提供优质、价廉服务,提高社区居民的健康水平。美国政府通过向医院购买老人医疗保险服务和穷人医疗救济服务就是一个很好的例子。

具体来说,政府采购公共卫生物品相对以往财政投入方式而言,有以下的优点:

其一,政府不需要先期大量投入。政府计划投入是预先经济行为,需要对公共卫生服务生产(供给)方事先拨款投入,从而财政支出在先;反之,政府采购是事后行为,不需要对生产力预先投入,从而可以大大降低财政成本和风险成本。访谈中,一家几乎彻底“破产”的卫生院院长说:“如果重建卫生院,需要50万～60万元购买设备和建设房屋。这样每年有50万～60万元的收入,40%利润,可以维持卫生院的运转。”按此要求,政府要按现有方式投入,19个卫生院就要投入1 000万左右,这对一个农业县而言,几乎是

① 改革开放前保证了每乡至少有一个乡镇卫生院,每村有村诊所。改革开放后,尽管这些机构面临很多困难,却极少有撤掉的,再加上近20年来民营医疗机构的飞速发展(据2000年全国卫生统计年报资料,全国私人开业的卫生机构达133 427个),截止2002年底,全国共有县(含县级市、旗、农业区)级医院3 163所,县疾病预防控制中心(卫生防疫站)2 519所,县级妇幼保健机构2 428所,县中医院1 844所;乡镇卫生院44 992所,其中中心卫生院10 022所;村卫生室69.9万个,我国的卫生服务机构在数量上来说是众多的。

不可能的。

其二,与服务供给方所有制多元化接轨。政府投入体制一经投入,供给方必然成为政府所辖的国有化单位,供给则成为单一体制;反之,政府采购则可以在多元经济体制供给方中进行,供给成为多元化体制。2005年2月,《国务院关于鼓励支持和引导个体私营等非公有制经济发展的若干意见》再次强调"允许非公有资本进入社会事业领域,支持、引导和规范非公有资本投资教育、科研、卫生、文化、体育等社会事业的非营利性和营利性领域。在放开市场准入的同时,加强政府和社会监管,维护公众利益,支持非公有制经济参与公有制社会事业单位的改组改制。"调查中,一家卫生院的院长就该院服务范围内的个体诊所的情况说:"50个行政村,37个办证个体,30余个无证个体"。这说明我们的卫生服务供给方在现实中已经多元化了,只是"官方"还没有把他们"收编"。我们同时也发现一些乡镇卫生院通过改制民营化取得了初步成效。因此,我们需要借助社会力量来实现农村卫生服务高效的供给。

其三,政府可以选择质优价廉的服务。政府投入一经拨出,供给单位、供给质量和状况就无从选择;反之,政府采购可以在多种形式的服务供给中进行比较和选择。访谈中,卫生局人员就说,卫生局对卫生院的管理主要"一是送管理方法,怎么当乡镇卫生院院长;二是培养人才,加强医德、责任心建设"。这就是因为在现有状况下,卫生行政部门无法对卫生服务供给方的供给进行有效管理;而通过政府采购,政府就可以直接实现对服务供给的数量和质量的最有效控制。

其四,政府可以确保公共卫生服务的质量。实践表明,以往政府投入体制对供给方的投入约束力是软的,受追求利益最大化和短缺经济的影响,其结果不仅使投入预算经常膨胀、赤字不断,而且服务质量、态度、水平也常难以达到预期效果;反之,政府采购则可以自由选择来对供给方以硬约束,合理严格的评价机制和自由选购权,必然会得到价廉物美的服务供给。

所以,在社会主义初级阶段,政府财政投放量远不足于实际的需要量时,就必须设法使有限的政府卫生财政投入,在一定的条件下获得最大效果;不要单纯地注重卫生服务/产品的过程(不断增加拨款数量)，而要注重卫生财政投入的结果。

实施公共卫生服务的购买，要做到有法可依、有章可循。首先，应确定社区公共卫生服务项目内容，解决政府买什么的问题；其次，应核定各社区卫生服务项目内容占总项目的权重，解决政府购买项目的价格问题；最后，应明确政府购买的途径和方法，解决怎么购买的问题。

## 四、卫生服务供给方产权改革的探讨

农村卫生服务管理体制改革不可避免地要涉及产权制度的改革，综合国有企业改革的经验，在构建医疗服务机构产权制度时应考虑两方面因素：一是产权制度应适应市场经济的要求，即符合市场经济运行的规律；二是符合农村的社会、经济发展状况。

2002年《国务院关于进一步加强农村卫生工作的决定》明确指出："在农村预防保健等公共卫生服务可由政府举办的卫生机构提供，也可由政府向符合条件的其他医疗机构购买，要注重发挥社会、个人举办的医疗机构的作用。"

从我国目前不同所有制医疗机构所占的比重看，国有卫生机构依然是医疗服务提供的主体。而实行社会主义市场经济体制以后，国有卫生机构占主导地位的结构将会影响卫生服务市场体系的建立。这是因为国有卫生机构占主体，社会的大部分资产由政府掌管，而政府作为产权主体的机构具有超越经济性质的特权，其行为模式与机构目标必然要首先满足国家和政府的要求，而非市场竞争和实际运作部门利益最大化的要求，从而使之按照政府的意志，而无法按照市场经济的规律运行。因此，对卫生院实行产权体制改革是实现政府运用公共财政手段购买公共卫生服务的前提。对现有的卫生服务供给方进行产权体制的改革，使其成为以服务求生存、以质量(医技)求发展的自主性组织。只有这样，才能实现卫生产业的长远发展，才能使卫生行业与市场经济有机融合；政府也才能真正地脱离卫生服务提供者和监督者的双重角色而成为公正的第三方。

具体而言，改革卫生服务供给方的产权体制可以有如下几点好处：

第一,实行医疗服务的产业化经营,可以提高基本公共卫生服务的质量。私有产权的重要特征是它的排他性和可交换性。通过确立这两个基本性质,在市场的机制下可以迫使私有产权主体不断设法降低成本和提高效率,发展规模经营。产权体制其着力点在于不断地打破低水平的、缺乏科学性和统一性的卫生服务状况,不断调整卫生服务结构,实现公共卫生资源的合理分配。社会资金通过市场调节投入医疗保健服务,大幅度增加卫生服务供给,为全社会提供相对公平的卫生消费机会。

第二,医疗服务属于私人消费品,在医疗服务的供需关系上,客观上存在着不以人的意志为转移的市场。患者到医院享受医疗服务,与别人是否来享受服务没有直接利益冲突,也不会改变其他人享受的程度。因此,医疗服务是针对个人的服务,没必要要求供给方是公有制或福利性质的事业单位。改革产权体制,才能使医疗服务机构走上良性循环、健康发展的轨道。

第三,改革产权体制,从本质上讲是要使卫生服务同整个社会的市场经济运行融为一体,就要在所有制形式上向多元化和混合化方向发展,尽快改变卫生投资体制单一化的经济结构。积极支持和吸引社会资金参与卫生资源配置,有利于形成满足社会医疗需求和符合市场公平的竞争机制,有利于迅速构建与新型医疗保障制度相适应的医疗服务体制。从目前情况看,非基本医疗保健服务民营化将是卫生经济发展的新动力。

政府加快卫生法制建设,通过完善的卫生立法,逐步形成政府依法管理、社会依法办医、群众依法监督的局面。

第四,国有卫生部门要逐步实现“有所为有所不为”,从医疗服务市场中逐渐退出,将退出所得投入公共卫生物品。医疗服务供给方的产权改革不会削弱农村卫生保障制度,反而有利于促进新型卫生保障制度的建立。卫生保障制度并不是由这一制度中的某个成员的“家庭背景”决定的,而是由这一制度下各方如何互动决定的。

当然,这一改革过程并不是医疗部门的一卖了之,国有资本如何评估,社会资本如何进入,政府部门如何监管,价格机制和回报机制如何确立,都需要结合实际情况再深入探讨和科学论证。

## 五、实施建议

就目前乡镇卫生院的情况而言，建议可以考虑推行防保医疗分离与卫生院产权体制改革的试点工作。为了稳妥起见，可以在上级主管部门的支持下，协同政府其他部门，选取若干卫生院开展试点工作：

1. 界定产权和明确责权。对试点卫生院进行资产评估，明确卫生院的资源、范围、运行方式，界定在发生医疗事故时卫生院承担的责任、权利、处理方式，并形成契约；明确防护等公共卫生服务的执行方式、考核标准、成本核算和补偿标准，并形成契约。

2. 实行院长全权负责的承包体制。改革现有的用人体制，变现有的卫生院员工为卫生院的合同制员工，院长有权根据业务需要解聘、聘用员工[①]；改革补偿机制，赋予院长拥有运营盈余的最终所用权，以及形成相应的分配机制；形成稳定的院长承包体制，形成3～5年左右的合同期，主要以是否完成了公共卫生服务指标，决定是否继续承包，使之形成稳定的制度预期。

3. 推行公共卫生服务招标机制。在第一步运行稳妥后，以已有的补偿标准为参照，根据市场化的原则，面向所有医疗机构（包括个体诊所）公开招标，通过竞争降低公共卫生服务的成本，提高公共卫生服务的质量；每次合同期以5年左右为宜，利于保护竞标者的积极性。

4. 在试点卫生院良好运转的情况下，推行股份制改革。将第一步界定出的资产作为国家在卫生院的优先股，享有分红权，优先于其他股份的债务索取权，但不享受决策权；改革过程中积累的赢余作为管理层（主要是院长本人）的股份；拖欠普通职工的债务依据职工本人意愿转化为债权或股权。从而建立类似现代企业制度的法人治理结构。

5. 由于个人承担疾病风险的能力有限，为防止因病致贫的现象，在经济比较发达的地区可以推行社会医疗保险或者商业医疗保险，提高医疗服务的可及性。同时，针对部分农民经济承受能力

---

① 聘用人员必须符合国家制定的准入条件。

过弱问题，设立以医疗救济为主要目的地方性基金会，基金会通过社会捐赠和获得原政府民政救济款的方式获得资金，通过公开、透明方式向无法支付医疗费用的农民提供援助。

6. 在以上改革措施推行顺利的情况下，可以逐步在全县，甚至全市范围展开推广。

该改革方案的好处在于，由于分步进行改革，因此风险小、阻力小，同时也逐步达到了分离防保医疗和推行产权体制改革的目的。同时运用退出的国有资本可以推动其他乡镇卫生院的改革，形成"滚雪球"式的改革，不用增加财政负担，但需要政府相关部门密切配合，形成有效、合理的"契约机制"，使改革各方都有良好的制度预期。

## 第二节　乡镇卫生院改制实施方案(参考方案)

为了积极推进卫生院体制改革，尽快建立适应社会主义市场经济发展的乡镇卫生院新体制，促进区/县医疗卫生健康发展，我们建议可以考虑推行防保、医疗分离与卫生院产权体制改革的试点工作。为了稳妥起见，可以在上级主管部门的支持下，协同政府其他部门，选取少数几个卫生院，逐步开展试点工作，具体方案如下：

### 一、改革的指导思想与目的

#### (一) 指导思想

以邓小平理论和"三个代表"的重要思想为指导，按照党的十六届三中全会提出的"完善公有制为主体，多种所有制经济共同发展的基本经济制度；建立有利于逐步改变城乡二元经济结构的体制；形成促进区域经济协调发展的机制"的要求，从有利于发展农村卫生事业，有利于调动医务工作者的积极性，有利于保障农民的身体健康出发，按照精简、效能、发展的原则，积极推进乡镇卫生院的体制改革，使乡镇卫生院成为能独立承担运营的企业法人实体，以适应社会主义市场经济体制和农村卫生事业发展的需要。

（二）目的

1. 明晰产权关系，落实责任主体。充分调动乡镇卫生院经营者的积极性，使其成为自主经营、自负盈亏、自我约束、自我发展的公益事业的企业法人实体。

2. 改革劳动人事制度，建立新型的劳动聘用关系。按照卫生工作的特点，实行政事分开，政府依法监督，单位自主用人，个人自主择业，人员能进能出，待遇能高能低，以逐步建立适应市场经济体制的用人机制。

3. 减少国有资产竞争风险，实现保值增值。减轻政府和社会的压力，保证农民医疗救治方便，使卫生资源得到合理使用。

4. 巩固和发展农村卫生事业，落实社会公共卫生的政府职能。提高服务和医疗质量，增强经营者和职工的责任意识、服务意识和经营管理意识，使乡镇卫生院得以健康发展；健全农村预防保健体制。

## 二、改革的主要内容与方法

（一）改革的主要内容

进行产权改革和深化劳动人事制度改革。

1. 实行产权制度改革，明晰产权与经营权

（1）乡镇卫生院资产实行整体拍卖或动产转让、不动产租赁或股份制经营。鼓励中标者合股经营，按股份制形式组建。

（2）乡镇卫生院转制原则上在卫生系统专业技术人员中进行。具体对象与条件由区/县卫生局确定。拍卖过程必须坚持公开、公正、择优的原则，在公证处公证下进行。

（3）转让资产可采取招投标。招投标以“投标额”与“职工信任度”等相结合，得分最高者为中标人。

（4）资产公开招投标转让或租赁经营时，本院院长或职工在同等条件下可以优先得到转让、租赁经营权。租赁经营必须确定具体时限，一般为5～10年，具体时限由卫生局确定。

（5）乡镇卫生院转制的资产经报区/县国资管理部门立项，由具有资格的评估机构评估，并经市国资管理部门确定。在不低于“确认价”转让时，由卫生局制定转让方案，并在市国资管理部门参

与下进行;当低于“确认价”转让时,必须由区/县国资管理部门同意并公开转让。

(6) 资产中标者一次性付款的可给予5%～10%的优惠。如现任院长中标,在上述优惠条件下,可再给予每任职一年1%的优惠,最高不超过10%;副院长每任职一年0.7%的优惠,最高不超过7%。与职工在同等条件下中标的,院长优先,但其任职年限不再享受优惠。

(7) 土地资产必须依法征用,若要出让必须评估[①],按“公益性用地”出让。乡镇卫生院行政划拨和出让的土地均不得改变土地的性质。

2. 深化劳动人事制度改革,建立新型的劳动聘用关系

(1) 乡镇卫生院转制后,职工实行全员聘用合同制[②],原来签订的聘用合同同时解除。重新上岗的职工必须重新签订聘用合同,合同须经区/县卫生局签订(“原签订的聘用合同同时解除”和“重新上岗的职工必须重新签订聘用合同”的问题,是指单位按规定开具《解除聘用合同证明》给当事人,原合同即解除。单位的法人代表依法应与被重新聘用的职工签订聘用合同。但如有依据证实属被聘用的当事人自己不愿履行手续,今后一切后果由该当事人自己负责)。职工实行全员聘用合同制后,重新被聘用的人员全部实行人事代理制,代理费用由用人单位缴纳,并按规定为聘用职工缴纳社会保险金。

(2) 原聘用合同解除时实行一次性经济补偿。其补偿金发放,按职工实际年限计算,即工龄每满1年,发给本人1个月工资和国家、省、市规定的各种补贴;工龄不满半年的,按半年发给;超过半年不满1年的,按1年发给。经批准的临时工,每工作满1年按前12个月的平均工资发给补偿金。补偿金可以一次性支付或分期支付,分期支付必须签订付款协议,并付给银行存款同期利率的利息。当年转制的工龄计算一律截止到12月31日。

① 见第三章第二节“取得不动产价值的方法”。

② 存量职工在国家“十一五”规划开局三年完成首轮培训,考试合格者方可被聘用,不合格者淡出,严把准入关。具体操作参见第三章第三节“启动新的人事制度”。

(3) 各乡镇卫生院使用的临时工要进行清理和清退。

(二) 改革的主要方法

整体设计,分步实施,规范操作,积极稳步,整体推进。

## 三、落实社会保险政策

1. 对一般离/退休、退职、精简及供养遗属的人员,在转制时,一次性移交给区、县社保局,并实行社会化管理。

2. 因工、因病伤残人员,可按现行规定报区/县劳动鉴定委员会进行伤残鉴定。如鉴定后符合1～4级的,可以按规定办理退休或退职手续。从事特殊岗位工作的人员,符合有关政策规定,可以办理退休手续,并按上述标准和有关规定一次性带资移交区/县社保局管理,但不再发个人经济补偿金。

3. 对1998年1月1日前国家建设征地的招工人员,解除劳动合同后,养老保险缴费年限不足10年,在转制时,由所在单位为其缴足10年,补缴后与其他职工同时解除原劳动聘用关系。

4. 对距法定退休年龄不足5年,又未被聘用的人员,可按以下方式办理:

(1) 当事人可以实行"内退",不发给经济补偿金,内退期间单位应按其档案工资给予缴纳养老保险、失业保险和医疗保险(含补交)及公积金(个人部分自理),单位缴纳部分费用实行按年度一次性计算总额,分1～2次由卫生局拨给单位。当事人在内退期间享受正常晋升档案工资(不同步发放)。

(2) 当事人如不愿"内退",可以实行解除原合同后领取一次性经济补偿金。但当事人要求委托单位购买养老保险、失业保险和医疗保险等,单位可给予一定补贴。续缴医疗保险费应自理(但属"补缴"部分,单位与个人各承担一半,其中单位部分由卫生局列支)。

如法人代表有依据证明当事人不履行以上规定的,其后果由自己负责。

以上两种规定可以选择其一,当到达法定退休年龄时,办理退休手续后直接由社保局实行社会化管理。正式到达退休年龄时办理退休手续,并由区、县社保局直接实行社会化管理。

此前已转制的乡镇卫生院，符合上述条件的人员，可参照办理，对已经领取的经济补偿金必须退出。

5. 乡镇卫生院转制后，单位必须为被聘用职工缴纳大病保险金或医疗保险金；转制时离法定退休年龄不足20年的，应补交工龄差额部分的医疗保险金一次性缴区/县社保局（其应交的费用单位与个人各承担一半，其中单位部分列入转制成本），缴费基数按上年该省平均工资的6%缴纳。新医疗保险制度出台后，按新规定执行。退休后直接由区/县社保局实行社会化管理。

6. 乡镇卫生院转制后，未被单位重新聘用的人员，本人自愿出资继续缴纳养老保险金的，允许按城镇自谋职业人员参加社会保险。

## 四、妥善分流安置职工，落实再就业政策

1. 转制的乡镇卫生院人员实行优化组合，80%职工应重新上岗并依法确定劳动关系，聘用合同不得少于两年。[①] 卫生局应在“转让合同”的相关条款中明确规定该乡镇卫生院应有的基础职工数（以该乡镇卫生院所辖的每千人口计），确保基本卫生服务的需求。

2. 乡镇卫生院转制后管理人员和专业技术人员未重新就业的，进入人才市场；工勤人员进入劳动力市场。

3. 鼓励职工自谋职业。职工自谋职业申办企业，工商部门要给予从优从简办理营业执照；凡具有执业医师资格的人员，未被单位聘用，区/县卫生局根据医疗机构布局需要，允许申请开办个人医疗诊所，符合条件的3个月后卫生局发给执业许可证。

4. 职业劳动合同解除后，两月以后未重新就业，属城镇户口的，进行失业登记，按规定享受失业救济金。

## 五、明确乡镇预防保健等社会性工作和职能

预防保健等社会性工作是政府的职能，各级政府应承担职责并加强领导和管理，各乡镇卫生防疫、公共卫生监督、妇女和儿童

① 此两年为过渡期，参加培训后考试不合格，达不到全科医师执业资格者，不再聘用，优胜劣汰。

保健、初级卫生保健等社会性工作，继续由所在乡镇卫生院承担。防保人员按每万人口1～2名配备，年经费按每人2.5万元标准计发[1]，以后将随工资的增长而增长，由区/县财政核拨给区/县卫生局，区/县卫生局根据各乡镇实情考核下拨。

六、转制工作的其他问题

1. 乡镇卫生院转制后，其名称冠以行政地名不变，需要改变或转让名称需经卫生局批准。

2. 乡镇卫生院转制后，其服务范围、服务功能不变。要以基本医疗为主，继续承担对村保健站、合作医疗、乡村医生的管理和业务指导工作，承担政府赋予的社会卫生工作。政府由对乡镇卫生院的经费补助转为购买公共卫生服务，并随财政收入的增长而增长；年终按乡镇卫生院防保完成情况支付。

3. 乡镇卫生院资产转让所得的资金，区/县政府委托卫生行政部门设立财政专户统筹使用，主要用于退休人员剥离的支出和支付职工的补偿金以及偿还债务；转制工作结束后，结余资金全部用于发展农村卫生事业。

4. 乡镇卫生院转制时实行“不动产租赁”的单位，其租赁所得应为卫生局事业发展基金，全额用于乡镇卫生院事业发展，并逐年增加不动产值（合同租赁期内，租金不变）。

5. 要切实保障职工的利益和保护投资者利益。转制乡镇卫生院职工工资实行效益工资或通过集体协商的办法确定，也可实行年薪制；原工资标准可进入档案，作为缴纳社会保障基金的基数，职工个人最低工资不得低于国家规定的最低工资标准。

乡镇卫生院资产转让后，经营者必须与区/县卫生局签订合同，并经区/县公证处公证，公证后受法律保护；投资者应以社会效益为基本准则，乡镇卫生院结余部分主要用于事业发展和增加职工收入。

6. 区/县级有关部门和中介机构，在乡镇卫生院转制过程中要加强服务，简化手续，提高办事效率。有关收费问题，如变更费、管理费、公证费、资产评估费等，能减则减，能免则免，尽量给予优惠。

---

① 该标准为平原地区“十一五”期间的标准，山区、半山区可因地制宜。

对历史遗留问题(如补办土地使用权手续、房屋产权证等),要按有关规定,积极稳妥解决。

7. 区/县卫生局依法对转制乡镇卫生院实行行业管理。

## 七、组织领导与纪律

区/县建立乡镇卫生院改革领导小组,领导和指导乡镇卫生院改革工作;区/县卫生局是乡镇卫生院改革的工作部门,要加强指导,积极帮助转制单位实施改革方案。各区/县级有关部门要积极支持乡镇卫生院的改革,帮助解决实际问题和困难。各镇乡政府要密切配合,要按照改革、发展、稳定的大局做好相应的工作。

乡镇卫生院的全体党员、干部职工,要进一步解放思想、转变观念,要把思想统一到深化改革的大局上来,并坚守岗位,顾全大局,遵纪守法。负责和参与改革的工作人员,要严格遵守纪律,对因瞒报、弄虚作假等造成损失或阻碍转制工作的,要按有关规定追究有关领导和当事人的责任,情节严重者要依纪依法处理,以保证改革的顺利进行。

1. 严格遵守财经纪律。各乡镇卫生院必须严格执行奖金、福利的提奖和开支标准,按规定提取有关资金。转制期间不得突击进药和购置设备,不得以各种名义突击发放钱物。

乡镇卫生院资产经评估后必须严格控制经费支出,日常费用支出在1000元以上的(除发放工资外)必须报卫生局批准。要认真做好公共财产、设备、药品、资金及有关档案的核查、登记和保管工作。完整、正确、及时地报送会计报表,不准低价处理公共财产。要及时做好房产证和土地使用权证的办理工作。

2. 在转制过程中,如有证据证明投标者有行贿行为的,一律取消资格,对已获得的“转让”予以取缔,同时没收已缴纳的保证金;并奖励举报、举证人适当的奖金。

3. 如有证据证明工作人员违纪的,酌情给该工作人员以警告以上(含警告)的处分,并奖励举报、举证人适当的奖金。

严格遵守人事纪律。在转制过程中,不得突击提拔任用人员,不得突击安排、聘用人员。一经发现,立即纠正,并追究单位领导的责任。

## 第三节 新型农村合作医疗制度评估及完善空间探讨

2002 年 10 月 29 日，中共中央国务院发布了《关于进一步加强农村卫生工作的决定》，要求在全国农村基本建立起适应社会主义市场经济体制要求和农村经济社会发展水平的农村卫生服务体系和农村合作医疗，对我国的农村医疗制度进行重建。2002 年 12 月 28 日，《中华人民共和国农业法（修订草稿）》经九届人大会议通过，新修订农业法规定："国家鼓励支持农民巩固和发展农村合作医疗和其他形式医疗保险，提高农民健康水平。"在法律上对农村合作医疗予以支持。2003 年 1 月 23 日，中共中央和国务院发布了《关于建立新型农村合作医疗制度的意见》，要求从 2003 年起，全国各省、自治区、直辖市至少选择两到三个县、市先进行试点，取得经验后逐步推开，到 2010 年，实现在全国建立基本覆盖农村居民的新型合作医疗制度的目标，减轻农民因疾病带来的经济负担。与旧的合作医疗制度不同，新的农村合作医疗制度是由政府组织，引导、支持、农民自愿参加，个人、集体和政府多方筹资，以大病统筹为主的农民医疗互助共济制度。

2003 年以来，按照《国务院办公厅转发卫生部等部门关于建立新型农村合作医疗制度意见的通知》（国办发[2003]3 号）和《国务院办公厅转发卫生部等部门关于进一步做好新型农村合作医疗试点工作指导意见的通知》（国办发[2004]3 号），各地积极推进新型农村合作医疗制度，制定相关配套文件，并召开了新型农村合作医疗工作会议，典型区/县介绍了在推进新型农村合作医疗制度方面取得的成效。

为了更加有效地提高农民健康保障水平，减轻农民医疗负担，解决农村中存在的"因病致贫、因病返贫"的问题，本课题组于 2003 年 7 月～2005 年 6 月下旬，就黑龙江省、吉林省、贵州省、青海省、内蒙古自治区、云南省、湖南省、湖北省、河南省、河北省、山东省、广东省、北京市进行实地调研。目的是了解实施新型农村合作医疗制度的基本情况,研究制度运行中的实际问题、提出有关政策建议,进一步完善制度。

调研组注意体现科学精神和人文关怀的相辅相成。走访了各省、区、县新型农村合作医疗政策的主要决策和具体方案制定者、乡镇级和村级政策执行者,以及政策直接涉及方的乡镇卫生院和普通农民。调研过程中,充分考虑了受访者其所在群体的代表性,采取了问卷与座谈、深层访谈相结合的方法,广泛收集农民、基层工作人员对当前农村卫生政策的取向和意见,以及对城镇建设风貌、农村基本自然环境的观察,到各级各类药店对药品价格的随机抽样比较等其他外围辅助考察。

通过调查分析,调研组认为:推广新型农村合作医疗制度取得了初步进展,受到了广大农民的普遍欢迎。现将调研中发现的若干问题和建议整理如下:

## 一、关于政府对新型农村合作医疗制度的定位

政府对新型农村合作医疗制度的定位是关键问题凸显的深层动因。新型合作医疗制度是一个新生事物,各级政府都在摸索中不断实施和完善。把新型农村合作医疗做成相对受惠程度较低的城镇职工医疗模式,还是在范式上摆脱"公费医疗"的旧有模式,探索一种较多考虑农民群体特质的模式。定位的不甚明确势必不利于基层部门的有效执行。

### (一)受惠广度和受惠深度的张力

就目前普遍实施的模式来看,显现出来的问题是受惠广度和受惠深度不可兼得。医疗服务中与广大农民关系最为密切的是门诊服务,门诊报销多少,直接决定了新型农村合作医疗的受惠广度。而大病住院则是农民"因病致贫"的主要原因,住院报销直接决定了新型农村合作医疗的受惠深度。中央政府推行合作医疗制度的目的,是以解决农民大病"因病致贫"现象为目标,由于农民的传统就医观念和就医模式,大病受惠的程度在具体执行中大打折扣。从就医模式来看,对农村合作医疗中通过不同等级的医院分流病人的做法,大多数农民不很清楚或不理解(有农民在访谈中提出:同样都是人,为什么城里人的命那么值钱,可以到好医院去看

病?),再加上对某些突发性大病,病人家属往往将病人直接送到医疗质量高的三级、二级医院,很多门诊费用和住院费用由于不符合合作医疗报销规定不能报销,农民由此对新型合作医疗的民本基点产生了怀疑。

笔者认为,必须明确新型农村合作医疗制度的定位,不仅中央决策部门明确,而且基层实施方案的管理者和执行者都需要达成共识。共识的前提是,由于我国综合国力尚不发达,考虑国家和地方财政的承受能力和我国农业人口众多、农村经济落后的现实,新型农村合作医疗制度应当是保障水平相对较低的一种社会保障政策,把有限的资金用在达到定位目标的有效举措。如果定位在防止“大病致贫”问题,应当把合作医疗基金全部用于大病医疗或采用门诊与住院单立模式(详见第三章第五节)。明确制度定位之后,就要按照定位观察政策的合理性,从农民利益的角度设计:比如一、二、三级医院就医的一视同仁和普通门诊与急诊就医的一视同仁。政策制定部门要研究落实适应农民大病的就医模式的政策,而不要力图引导和改变农民的就医模式。新型农村合作医疗制度推行初期就让农民看到实惠,取得农民信任,充分体现中央一直倡导的“以人为本”思想。

(二)按比例报销模式对新型农村合作医疗制度吸引力的影响

与受惠广度和受惠深度之间的张力同样值得关注的是,按比例报销模式对合作医疗政策吸引力的影响和逆向选择对合作医疗制度的潜在威胁。目前尽管各地的实施政策千差万别,但大病报销基本上全部采取了分级累加、按比例报销的政策。农民普遍认为,面对医治费用惊人的大病,报销之后,自费部分农民仍然出不起,于是不得已放弃治疗。从解决大病致贫的角度,这些农民应是合作医疗政策关注的对象,而政策实效却使他们难以进入合作医疗运作方的视野。于是出现了基层工作人员称之为“劫贫济富”的现象——能够承担自费部分因而愿意就医的“富人”报销掉了不能承担自费部分因而不敢就医的“穷人”缴纳的合作医疗基金。鉴于此,根据调研掌握的数据进行报销比例的分析,希望能以此构建出一个可行的分析框架,并从中受到启示。以A市郊区为例:

在调查的739位①农民中，报销比例的中位数为60%，均数为61.66%，标准差为20.13%。认为报销比例在50%～60%之间最合适的人数最多，占29.77%（如表4-2、4-3）。访谈中，农民普遍认为心目中理想的报销比例应该是60%。

表4-2　739位被调查农民满意的报销比例统计

| | 最小值 | P25 | 中位数 | P75 | 最大值 | 均数 | 标准差 |
|---|---|---|---|---|---|---|---|
| 比例(%) | 0 | 50 | 60 | 80 | 100 | 61.66 | 20.13 |

表4-3　739位被调查农民满意的不同的报销比例

| 报销比例 | 人数 | 比例(%) |
|---|---|---|
| 0 - | 4 | 0.54 |
| 10 - | 9 | 1.22 |
| 20 - | 24 | 3.25 |
| 30 - | 45 | 6.09 |
| 40 - | 48 | 6.50 |
| 50 - | 220 | 29.77 |
| 60 - | 73 | 9.88 |
| 70 - | 90 | 12.18 |
| 80 - | 148 | 20.03 |
| 90 - | 78 | 10.55 |
| 合计 | 739 | 100 |

然而，农民心目中的报销比例是否可及呢？

由于我们没有掌握各个区/县的大病（包括住院、门诊大病、慢性病，下同）就诊总人数，故以大病报销人数模拟大病人数计算出参合人群住院率（见表4-4中斜体数字）。由此得出人均住院费用为（151 133 701/24 615）=6 139.90元。并在此基础上进行分析。（如果用A市全面的数据替换，效果肯定更好）。

① 实际调查了890人，其中信息缺失19人，回答不知道132人。

**表 4-4　调查各区/县的大病(住院、门诊大病、慢性病)报销情况①**

| 区/县 | 参合人数<br>1 | 报销人次<br>2 | 模拟参合人群时点大病住院率(%)<br>3 | 住院大病总费用<br>4 | 住院大病报销费用<br>5 | 报销比例(%)<br>6 | 筹资总额<br>7 | 收支结余<br>8 |
|---|---|---|---|---|---|---|---|---|
| X | 285 860 | 5 656 | *1.979* | 39 595 572 | 4 609 315 | 11.641 | 16 712 200 | 12 102 885 |
| Y | 278 467 | 10 380 | *3.728* | 57 114 212 | 24 681 000 | 43.213 | 25 063 000 | 382 000 |
| Z | 230 922 | 8 579 | *3.715* | 54 423 917 | 14 715 910 | 27.039 | 18 358 710 | 3 642 800 |
| 合计 | 795 249 | 24 615 | *3.095* | 151 133 701 | 44 006 225 | 29.117 | 60 133 910 | 16 127 685 |

若按照 A 市财政补助(35 元)、农民个人筹资以及地方政府补助共 115 元的标准,对适合农民意愿的报销比例(60%)的可行性进行无偏估计,如表 4-5。

**表 4-5　适合农民意愿的报销比例的可行性分析②**

| 参合人数(人)<br>9 | 大病人数(人)<br>10 | 模拟参合人群时点大病住院率(%)<br>11 | 模拟住院大病总费用(元)<br>12 | 筹资标准(元)<br>13 | 筹资总额(元)<br>14 | 报销比例(%)<br>15 | 住院大病报销费用(元)<br>16 | 收支结余(元)<br>17 |
|---|---|---|---|---|---|---|---|---|
| 2 464 000 | 76 267 | 3.095 | 468 272 754 | 115 | 283 360 000 | 60 | 283 360 000 | 2 396 347 |
| | | | | | | 60.51 | 283 360 000 | 0 |
| | | | | | | 80 | 374 618 203 | -91 258 203 |
| | | | | 152 | 374 618 203 | 80 | 374 618 203 | 0 |
| | | | | 160 | 406 560 000 | 80 | 374 618 203 | 19 621 797 |

表 7、8 注:9 = 308 * 80% ; 10 = 9 * 11; 11 = 3; 12 = 10 * (4/2); 13 = 115 or 152; 14 = 13 * 9; 15 = 80% ; 16 = 15 * 12; 17 = 14 - 16

从表 4-5 中可以看出,在现在的筹资标准下,如果将报销标准设在 60.51%,可以达到收支平衡;报销比例如果为 60%,资金将结余 2 396 347 元;若将总筹资标准调整为 152 元/人,将报销比例设在 80%,就可以达到收支平衡。如果经济条件允许,市财政补助 60 元/人,地方政府补助 50 元/人,农民个人出资 50 元/人(农民支付意愿),共 160 元筹资标准,资金结余近 2 000 万(19 621 797)元。

由此得出,如果将筹资比例设定在农民理想的报销标准——60%,资金不会超支,并结余 2 396 347 元。因此,将报销比例若设在 60%,不仅可以满足农民的意愿,解决农民看大病难的问题,而且可

① 由于收集到的资料有限,故只能对现有区/县的数据进行分析。其中,部分数据的缺失导致分析力的减损,但仍能说明问题。

② A 市农业总人口数为 308 万,参合率按照 80% 估算。

以将结余资金用于因病致贫和因病返贫的特困户救助,一举两得。

在此,笔者希望能以此构建出一个可行的分析框架,并且从中受到启示。各地可从实际出发,依据已有资料运用动态数据相对数的方法,预测未来5年、10年大病住院率,结合当地农民实际,确定报销比例,达到或分阶段逐步达到农民理想的报销标准。

(三)就诊率与报销比相关性研究

解决"劫贫济富"的现象——能够承担自费部分因而愿意就医的"富人"报销掉了不能承担自费部分因而不敢就医的"穷人"缴纳的合作医疗基金。直觉上看,根本举措在于大病医疗的全部免费或绝大部分报销,课题组就农民就诊率与报销比相关性进行了调查研究。下面选取三省一市抽调县举例说明。

**表4-6　三省一市1200户被调查农民新型农村合作医疗报销比例意愿**

| 报销比例 | 人数 | 百分比(%) |
|---|---|---|
| 30% | 300 | 25.00 |
| 40% | 40 | 3.33 |
| 50% | 180 | 15.00 |
| 60% | 70 | 5.83 |
| 70% | 130 | 10.83 |
| 80% | 440 | 36.67 |
| 缺失 | 40 | 3.33 |
| 合计 | 1200 | 100.00 |

从表4-6可以看出,1200户被调查农民新型农村合作医疗报销比例意愿以80%的人数最多,占36.67%。

**表4-7　L县[1] 420户被调查农民支付意愿**

| 农民支付意愿(元) | 人数 | 百分比(%) |
|---|---|---|
| 5 | 10 | 2.38 |
| 10 | 150 | 35.71 |
| 20 | 30 | 7.14 |
| 30 | 40 | 9.52 |

① L县为国家级贫困县。

（续表）

| 农民支付意愿（元） | 人数 | 百分比（%） |
| --- | --- | --- |
| 50 | 30 | 7.14 |
| 80 | 10 | 2.38 |
| 100 | 60 | 14.29 |
| 150 | 10 | 2.38 |
| 200 | 40 | 9.52 |
| 210 | 10 | 2.38 |
| 300 | 10 | 2.38 |
| 1 000 | 20 | 4.76 |
| 合计 | 420 | 100.00 |

从表4-7可以看出，被调查的420户农民中，农民支付意愿为10元的最多，占35.71%。

**表4-8　1 200户被调查农民就诊意愿**

| 就诊意愿 | 人数 | 百分比（%） |
| --- | --- | --- |
| 50% | 240 | 20.00 |
| 60% | 140 | 11.67 |
| 70% | 220 | 18.33 |
| 80% | 560 | 46.67 |
| 缺失 | 40 | 3.33 |
| 合计 | 1 200 | 100.00 |

从表4-8中可以看出，1 200户被调查农民就诊意愿中，80%组人数最多，占46.67%。

**表4-9　不同人口百分位数的报销意愿**

| 百分位数（%） | 新农合报销意愿（%） | 就诊报销意愿（%） |
| --- | --- | --- |
| 20 | 30 | 50 |
| 40 | 50 | 70 |
| 60 | 76 | 80 |
| 80 | 80 | 80 |

从表4-9可以看出，80%的被调查对象的新农合报销意愿和就诊报销意愿均是80%。也就是说，当报销比达到80%时，农民的就

诊率达到80%,使“劫贫济富”的现象得到基本解决。[①]

但这里潜在的问题是这样的举措(提高报销比)会不会极大刺激医疗消费,而使现有基金池(Pool)不能承受。各地需要进一步调查和论证。

就调研地区的情况来看,目前保险类项目共同面临的逆向选择问题对新型农村合作医疗制度的影响仍不明显,但政府须高度重视和评估逆向选择对新型农村合作医疗制度的潜在威胁。当前进展比较平稳的原因之一是合作医疗的参合率与地方官员的政绩评价挂钩,很多集体经济不算太差的乡级、村级运作部门帮农民支付了合作医疗基金的自费部分。这种全村由集体经济支付和区/县里要求参合以户为单位强制作法,保证了参保农民体质状况的多样性。但新型农村合作医疗制度的精神是“自愿”,合作医疗的自主持续发展的活力也在“自愿”,要从政策推广期平滑过渡到政策运行平稳期,必须对逆向选择的潜在威胁予以高度重视。[②]

## 二、关于药品价格的影响

### (一)药品价格对农民参合意愿的重大影响

调研组在调查中发现最突出的问题是由于大病医疗仅限于那些住院治疗的病人和几种特殊病症的门诊救治,覆盖面有限,大多数农民在参合后,对新型农村合作医疗制度带来的好处的认知,主要在于合作医疗对门诊费用的报销。而由于药品流通体制存在的某些问题,很多药品在合作医疗定点机构的实际价格在扣除报销额度之后,仍然高于药房/药店中的价格;由于药品的差价,一个农民得到的实际补偿可能等于零,甚至是负数。这样就大大弱化了新型合作医疗制度对农民的实际吸引力。

---

① 20%中,有一部分农民有病不医是非经济因素,而是由于就医观念所致,从调查掌握的情况而言该部分人群占到20%中的92%;由于经济因素应就诊而未就诊,应住院而未住院的仅占8%左右。民政部门和红十字会的医疗救济已经展开,可以覆盖该部分人群。

② 调查过程中,发现有相当一部分人,由于年轻,目前的身体状况比较好,认为自己在近年不会得大病,一种投机的心理,使得他们只给家中一两个老人入合作医疗,而让老人另立门户。这也从一个侧面反映农民这种天然的小农意识是实行风险共担、同舟共济的合作医疗制度的天敌。

下面我们以 A 市和 B 市[1]为例进行具体分析。

A 市试点门诊医药报销的补偿比很低(50 元以内,补偿比为 20%,50 元以上,100 元封顶)。而农民由于经济条件和意识的制约,每年医药费用的支出大多数是用于“小病小灾”的诊治、日常用药的购买。据与农户和乡医访谈时的了解和估算:80% 以上的农户的医疗费用是用在村卫生所一级的诊治和药品购买。而每人每年的该项平均支出一般也不会超过 50 元(这个数据个体差异性很大,在调查中发现,排除农村中的慢性病患者,这个数据大都在五元至七八十元左右,依个人体质不同而不同),这就意味着 80% 以上的参加合作医疗的农民,每年从合作医疗中真正得到的好处仅仅是其所交费额的 2/3 不到。再加上不确定的报销体制,农民对这种政策的热情程度可想而知了。如果考虑参加合作医疗之后的逆向选择(adverse selection)现象,一个仅仅通过门诊获取补偿的农民也仅仅能够拿到其所交费用的 2/3,显然理性的农民不会作此选择。

而且,更重要的是,由于药品的差价,一个农民的实际补偿很可能等于零甚至是负数。据 S 村村卫生所管药品销售的工作人员介绍:他们的定价是由卫生局统一定价的,其销售所得全部上缴乡级卫生院。再由乡级卫生院根据其销售额给其提成。而据该村乡医的反映:村卫生所的药品价格比附近药房要贵出很多。他举例说:一盒“肠炎灵”,在镇上 3.8 元就能买到,而在村卫生所买却要 5 元钱。正规的报销渠道只能是村卫生所—乡镇卫生院—县医院这种体系。这样下来,即使按 20% 的比例报销,一个参加合作医疗的农民在购买这一盒药的过程中,不但没有从这种报销体制中拿到任何好处,反而还亏了 0.2 元!($5 \times 0.8 - 3.8 = 0.2$)。

B 市同样存在此类现象,以 E 县和 F 区各级定点医疗机构和药店的药价(如表 4-10、表 4-11 和图 4-5)为例,对基层药价进行对比分析。

---

① A 市是经济中等发达地区,B 市是经济发达地区。

表 4-10　E 县各级医疗机构以及药店药价(元)

| 药品 | 县医院 | R 乡卫生院 | S 乡卫生院 | T 乡卫生院 | 村卫生室 | 区药店 | 乡药店 | 村药店 |
|---|---|---|---|---|---|---|---|---|
| 感冒冲剂 | 13.1 | 13.1 | 12.1 | 12 | 14 | 9 | 10.8 | 11.5 |
| 头孢氨苄 | 16 | 15.3 | 12.3 | 8.8 | 16 | 6 | 8 | 7.5 |
| 地奥心血康胶囊 | 9.2 | 9.2 | 9.2 | 9.2 | 9.7 | 4 | 6.6 | 7.5 |
| 复方丹参 | 8.8 | 5.4 | 5.4 | 3 | 5.4 | 5.2 | 2.8 | 3 |
| 降压 0 号 | 9.5 | 9.6 | 9.6 | 9.5 | 9.6 | 7.8 | 7.8 | 8 |
| 多强脑立清 | 4.52 | 4.6 | 4.6 | 4.6 | 4 | 3.8 | 3.6 | 4 |
| 达克宁 | 16.1 | 17 | 17.2 | 17.2 | 17.3 | 12.4 | 13.8 | 14.5 |
| 皮炎平 | 8 | 8.5 | 8.5 | 8.5 | 8.5 | 7.8 | 7 | 7.5 |
| 合计 | 85.22 | 82.7 | 78.9 | 72.8 | 84.5 | 56 | 60.4 | 63.5 |

表 4-11　F 区某村社区卫生服务站与村药店药价(元)

| 药品 | 村社区卫生服务站 | 村药店 |
|---|---|---|
| 冠心苏合胶囊 | 9 | 4 |
| 曲克芦丁片 | 2.5 | 1.5 |
| 复方丹参片 | 2.5 | 1.9 |
| 合计 | 14 | 7.4 |

图 4-5　F 区某村社区卫生服务站与村药店药价(元)

从表 4-10 中可以看出,E 县各级定点医院的药价均比相应地段药店的药价高(2～4 元)。从表 4-11 也可以看出,F 区该村社区卫生服务站的平均药价也比村药店价高(2.2 元)。

在其他地区农村的调查中,药价差的现象也都普遍存在。

那么,不同的主体对于药店的看法到底如何呢?

公立医院的医生们普遍认为,药店都是以营利为目的的,加之媒体宣传比较混乱，导致老百姓常常自己买药和不合理用药，最后的结果是自身菌群紊乱，使得正规的医生诊治更难对症下药。药店的推销员根本不懂医疗的基本知识，只是盲目推荐更贵的药品。

区卫生局的负责人认为，医药广告需要控制，但不能一概打死，非处方类药品完全可以放开。

部分乡卫生院院长认为，药品名录上的便宜药都被宣称没有存货，因此他们被迫购买较贵的药品。

农民普遍认为，药店的存在是降低看病费用的重要因素，因为这至少提高了他们自主选择的机会。

之所以存在价格上的差异，一是因为医院的收费制度不合理，医生动辄给病人上高级仪器搞全身大检查，使得病人不太愿意去医院就医；二是因为正式制度中的药价双轨制，公立医院必须购买政府统一招标采购的药品；

在实际调研中，我们对社区服务站、社区卫生服务中心及周边的药店就该地区多发病、常见病（以心脑血管病和感冒为主）的常用药进行了调查。结果显示：同种药、同一剂量、同一批号、同一厂家的药品，社区卫生服务中心的略高于社区服务站，大幅度的高于药店。

不同的主体对于民营医院的看法也不同。不少农民认为某些民营医院医疗水平高，服务态度好，价格还相对便宜。老百姓选择医院，尤其在看大病的时候，一个重要的依据是能否报销。因此，当参加合作医疗者被问及是否会倾向于去定点医院看病时，他们大多回答大病“是”。而小病去药店和个体医，若小病也去定点的，反而亏钱。综合来看，药品差价在一定程度上改变了农民的就医选择模式，尤其是门诊就医。从在区/县医院、卫生院现场随机采访和在农户中的访谈来看，农民普遍认为，许多好的、农民经常就医的医院不是定点医院给农民看病带来了不便。

区医院的医生却持相反的看法，现在的定点医疗机构已经满足农民的需要，再扩大可能会加剧重复就医、浪费资源；同时也会增加政府的管理成本。

合作医疗的定点报销机制保护了医疗机构的药品销路，合作医疗定点医疗机构的药价往往设定在国家指导价。而药店、民营医院和私人诊所由于竞争的原因,其药价大大低于合作医疗的定点机构的药价。再加上合作医疗普通门诊的报销比例又比较低,农民去合作医疗的定点机构的门诊就医所发生的医药费反而要比药店和私人诊所就医的医药费更高。比如,某区的门诊报销比例为10%,那么相同厂家、相同批号、相同剂量的一盒冠心苏合胶囊,社区合作医疗服务站卖9元/盒,而药店只卖4元/盒,按报销比例为10%,那么农民去合作医疗看病就比去药店买药贵(9×90% -4 =4.1元/盒)。就是说,在合作医疗买一盒药的药费可以在药店买到两盒。农民不但没有从合作医疗那里得到好处,反而还亏了钱。在与农民以及政府官员的访谈、座谈和我们抽取的常见药品中,发现住院以及门诊均存在同样的药价差。由此可以预见,只要药品差价持续存在,将削弱新型农村合作医疗制度对农民的吸引力。而且目前药店由于药剂师的不足,存在一定程度上增加自主用药不安全性的风险。

(二)对新型农村合作医疗受益方和农村基层医疗各方利益关系的重新评估

毋庸置疑,新型农村合作医疗制度的推行,在一定程度上刺激了医疗消费,尤其是药品消费。由于药房/药店在医疗技术和设备上与基层定点医疗机构的不可比性,基层定点医疗机构的门诊流量和药品收入比新型合作医疗政策推行前均有所增长。据调查组走访的近100所卫生院来看,药品收入比此前同期增加了10%到50%。

新型合作医疗制度的推行对农村基层医疗供给方的利益格局是否有新的触动?由于经济发展水平的差异,各地表现出不同的状况,相对落后地区、省份的农村基层医疗机构与个体医疗户之间存在比较激烈的竞争关系。经济较发达地区和省份的农村基层卫生院与个体医疗户之间由于各自医疗业务定位不同,二者之间并没有显著的利益冲突。基层卫生院在硬件设备(检验设备、手术设备等)远非乡村医能比,其医疗收入普遍定位在优势业务方面。个体医则具有方便灵活成本低的特点,在村民“小病小灾”的治疗和“大病”的初期处理上比卫生院更有优势。由于药房/药店在药品价格上具有较强竞争力，成为了基层卫生院和个体医疗户共同的竞争对手。

新型农村合作医疗制度的实施，给农民带来的好处尚没有完全达到预期效果。

农民普遍认为，定点医院的药价，远高于药店、民营医院和个体医的药价，另外还要收挂号费（挂号费不报销）。这样全部算下来，即使去定点医院可以报销一些，仍然不会比去药店或者民营医院和个体诊所更便宜；药店的存在是降低农民看病费用的重要因素。综合来看，药品差价在一定程度上改变了农民的就医选择模式，尤其是门诊就医。

在访谈中，基层定点医疗机构和个体医生要求规范药品价格统一呼声最强烈。由于合作医疗报销门诊比例较低，尚不足以动摇现有的农村基层医疗供给诸方利益格局。而在现有的利益格局中，基层药房/药店和基层定点医疗机构基本构成了"对立"双方，个体医生和基层卫生院定位不同，冲突不明显，而由于利润空间同样受到基层药房的挤压，因此与基层卫生院在药品价格问题上立场基本一致。

### 三、关于报销程序繁琐增大供需双方的成本

在调查的1 500位参加合作医疗的农民中，对当前的报销程序不满意以及不置可否的占40%。尽管数据分析的结果显示大多数农民对报销的途径是比较满意的，但在与农户的交谈中发现，大多数农民对现在报销途径的不满意主要在于报销程序繁琐。有农民说：村里大多数人的医药费都没有报，主要是由于报销太麻烦，要带好多证件，报销的时限又比较短，好不容易自己有时间了，却已超过了报销期限；一大笔的医疗费，到头来，这个不给报，那个也不给报，费时、费力、还费钱，他们也麻烦，我们也麻烦。农民对报销的具体程序和报销药品的范围的一知半解，使他们入保的积极性存在隐忧。

为了避免合作医疗报销途径的繁琐所带来的时间、人力等多重成本，解决报销体制烦冗的问题，建议使用借记卡形式来进行农村合作医疗资金的支付。（详见第三章第六节）

## 四、关于医疗卫生供方模式

农村合作医疗制度中,通过不同等级医院分流病人的做法,效果不佳。农民“大病”的就诊医院主要是二级医院,占58%,作为医疗服务网络枢纽的一级乡镇卫生院只有12%,市区镇三级医疗机构就诊人数的比例为10:27:6;农民“小病”的就诊医院主要是村级医疗机构,占47%,而乡镇级卫生院仅占18%,区镇村三级医疗机构的就诊人数的比例为10:71:178。本应是三级医疗服务网络体系枢纽的乡镇卫生院,无论是“大病”还是“小病”,其接诊率都不到20%;难以提供农民需要、政府预期和实际运行效绩相契合的基本卫生服务。

就其解决之道,建议缩减不同级别医疗机构的人力资源上的差异,为农民提供无差异医疗卫生服务。(详见第三章第三节)

## 五、关于宣传工作的正确性和侧重点

在大量讨论新型农村合作医疗的文献中,加大宣传力度都被认为是解决参保率低下问题的“妙方”。我们的调查发现,20%的农民对新型农村合作医疗的政策内容根本不知道,65%的人对新型农村合作医疗的政策内容也只是有些模糊的认识。而对筹资标准——自己要交的钱的知晓率为75%。对政府补贴的完全知晓率仅为9%。

根据上述数据,农民对于新型合作医疗政策的认知可谓不佳,但这是否就意味着宣传工作不到位,进而我们要加大宣传力度呢?

就我们了解的情况而言,各地区/县在新型农村合作医疗的宣传上可谓煞费苦心,不但有挨家发放的宣传材料,结算中心的专刊,各医疗机构悬挂的宣传板,还有“每天节约八分钱,合作医疗保一年”的标语口号。但正如一些医疗部门职员所言,“不是宣传不够,而是农民并没有太强的知道的意愿”。这其中部分是因为农民随政策走,政府怎么说就怎么办(事实上,即便在城市,这也并不少见)。还有不少农民在回答这类问题时,立刻说:“我有合作医疗本,我给你查一下。”由此可见,查询的方便比清楚的记忆更加重要。而且,根据数字显示,农民对于自己的缴纳份额比对政府的补偿数额更清楚,也反映了问题不在于宣传,而在于农民本身是否更加关心。

宣传也是有成本的,一味强调加大宣传力度未必会提高农民的知晓度和参合率,反而可能会造成软性成本的浪费。那么,宣传问题是否真的不重要了呢?

宣传的关键在于不要给农民以误导。在调查中发现,不少农民对于合作医疗的宗旨(政府补贴的经费是做什么的)和哪些项目不能报销认识不清,由此导致了对政府的抱怨。建议对于前者,通过政策的引导和宣传教育扭转;对于后者,则需要注意宣传时不宜过分强调新型农村医疗的好处,给农民以“怎么都能报”的误解,要明确哪些项目可以报,哪些项目不能报。

总而言之,宣传是重要的,但决不在于简单的加大宣传力度;更为关键的是,要在宣传的侧重点和准确性上下功夫,以免农民的预期与政府的导向出现偏离,使农民预期过高而得不到落实,反而不利于新型农村合作医疗制度的推广。

### 六、全国统一医疗卫生账户的建构

就课题组调查了解的情况,一些试点县对外出务工人员也给予了参加新型合作医疗保障的资格。但有如下限制:第一,就医场所必须是公立医院;第二,必须出示就医的各种单据、村委会、乡政府对其出外务工及患病就诊事实的认定。理由如下:限制在公立医院是为了避免在个体诊所或者私人医院更容易发生的虚开处方、多开药品的情况,而对于外地医院的此类行为,地方政府更难控制(与此相类似的是,村诊所未能被容纳进合作医疗的报销体系中;试点县似乎并没有对乡镇卫生院特别保护的偏见,但陈述的理由却是存在的:现在的定点医院全有网络连接,可以方便地审查账目,确定报销范围,但由于财力所限,网络无法普及到村诊所一级,因此纳入会有管理困难;后来就此事询问过试点省/市卫生厅/局的负责人,他们说在财政分灶的情况下,省/市财政只能补国家规定的那部分比例,管理开支是无法解决的)。

因此,在医疗系统管制尚不完备的情况下,扩大定点医院的数量和延伸到外地医院都是有困难的。只有整个医疗市场的准入和监督制度都达到一定水平之后，开放合作医疗的报销范围才有可行性。但这并不意味着现在的定点医院就没办法改。定点医院的病灶在于完全局限于政府辖属的卫生院等机构，在一定程度上，是为了救活卫生院而不是方便百姓；因此比较有针对性的改革方案是适当扩大定点医院的范围，把可及性、医疗水平和服务态度确实不错的医院吸纳进报销体系。但就目前而言，在大多数地区把村诊所吸纳进来仍有困难。

上面的问题主要针对在本地辖区的定点医院外就医能否在本地报销的问题。下面探讨一下构建全国统一的合作医疗报销体系（即可以异地报销）的可能性。就既往研究文献而言，除了英国是典型的 NHS 完全包揽全民的医疗卫生外，德国、加拿大等事实上都存在各地区和各行业的多个社会保障基金的竞争，只是依靠国家的统一标准兜底和弥补明显的差距。不知是否可以自动转账或者可以异地支付。但由于中国的医疗保障处于草创阶段，各地差距太大，搞更大规模的统一在可行性上总是存有疑虑的。因此，瞄准几个核心的问题，采用局部的技术性的改革可能更加可行：

第一，如何解决外出务工人员的报销问题。有两种选择：一是允许外出务工人员根据在辖区外定点医院就医的凭证经过同等程序回本地报销。在交通和通信较为发达的地区，这一点是可以做到的。二是允许常驻某地的人员取得参加当地新型合作医疗的资格。也就是说新型合作医疗可以采取长期住所标准而不是户籍标准。

第二，如何解决中央政府拨付资金的统一标准问题。就现在的情况看，中央政府对于东部发达地区的合作医疗是没有财政支持的，这也与新型合作医疗试图缩小区域差异的宗旨相吻合。只要避免同等经济水平的地区因为政策导向的差别而接受不同的标准即可。

第三，如何解决未来迁移带来的账户转移的问题。比较难以处理的是两方面的问题：一是地方已经对此的投资是否可以带走？二是个人是否有选择参加哪个地区的合作医疗或其他医疗保障的自由？后者的答案应当是肯定的。因此，关注的焦点就集中于前者。地区投资不能外移的观念是与合作医疗在维系地方医疗机构方面的职能相联系的。建议在制定全国统一标准之前,可以定一个比例,让该人可以提取国家注入资金和个人资金的一部分(因为要考虑货币因素和确保基金不至于透支)转入他将去的地方的合作医疗账户,再由个人缴纳一定费用补齐。但不允许转入非国家福利性的医疗基金账户。

第四,对个人账户方案的几点思考:

(一)封闭型问题

个人账户的核心是在大的公共基金里区分个人的不同投入额,根据个人的不同投入额来区分个人不同的受益权利。这里就要考虑个人投入资金在公共基金里的封闭型。既不能使个人基金的所有受益权利全给个人(否则丧失了公共基金互相拆借的本质),又不能仅在名义上给投入资金多的个人以更多的优惠(否则丧失了个人的激励机制)。这样,这个方案的首要问题就是界定个人的受益权和资金投入的关系。

需要各地实施前,在调查中考察以下几点的可行性:

1. 个人的缴费机制和垂直继承机制

个人缴费有没有封顶?

年缴费额最多是多少?

在什么样的关系中可以存在继承权?

继承是全额继承吗?

2. 受益权和资金投入的关系

是不是个人账户资金越多,资金投入人的受益权限越大?

如果是的话,那么是体现在门诊还是住院报销上?如体现在住院报销上,是体现在病种上还是报销比例上?

(二)农民的激励机制

因为个人账户已有类似于"储蓄"的某些特征。这里要调查和探讨的核心问题是到底有多少农民会愿意办这种个人账户,是否严重的存在着逆向选择的可能。农民的激励一是来自于自己疾病风险的确实被分担,二是来源于自己的金融收益(同各种其他面向农民的商业保险的比较)。所以,这里作为方案设计者必须首先替农民算这两笔账。

（三）法律上的可行性

法律上的可行性在于方案与合同法等具体法律是否相龃龉。

1. 如何让基金能够良性增值，是否需要在国际金融市场上投资。作为一个力争不断做大的基金（因为鼓励了个人账户的发展，投入的总基金不再是一个定额），必须考虑保值增值和连带的风险问题

2. 给农民留出充足的选择空间

这种选择空间一是在账户建立前，给他们足够的选择权，二是在建立之后，给他们一定的退出权。这关系到基金的良性发展与政府的形象问题。

（四）政府的财政预算

必须考虑了逆向选择情况和农民利益最大化的情况定量分析政府的投入产出比较，准确估计政府的长期投入和预算约束。

（五）试点问题

在多大范围内进行试点能够更“逼真”，充分暴露问题和反映成果。

## 第四节　农村卫生保障水平的多种达成模式

在国务院101次常务会议上，中央提高了对农民的补助标准，决定2006年由中央财政出20元，地方财政出20元，农民拿的10元不增加。如此，对农民的补助标准由原来的30元（原来是中央财政拿10元钱，地方政府拿10元，农民拿10元）提高到现在的50元。20元对许多人来说是件小事，但对多数农民来说，意义可不小；对于我们拥有9亿农民的大国来说，国家将多拿出很大一笔钱，可见政府对农民的关怀和重视程度。笔者想这是中央在总结了历史的经验教训之后，强调要落实科学发展观的体现，而且在财力上也有了可能。同时，这次会议还明确提出了制度建立的时间表：到2006年，试点覆盖面扩大到全国县（市、区）总数的40%，2007年达到60%，2008年在全国基本推行，2010年实现基本覆盖农村居民的目标。

## 一、农村的基本生存状态带来了政府在农村资助推行医疗预付制的可行性和医疗保险业的商机

目前农村社区人口的基本构成，从我们实际考察来看，已经彻底改变了过去（主要指20世纪八九十年代）以拥有土地的自耕农为绝对主体的一元化构成格局，而逐步演化成了均势的三种主体分而治之的三元化格局。尽管这种演化的速度因各地区/县经济发展程度，村庄与市中心、区中心、附近风景区的地理距离，村庄与外界联系的交通条件，村庄与附近工业区、旅游区是否具有有机的产业纽带关系等多种因素而异，（这种趋势在欠发达地区远郊只是初露端倪），但总的来看，这种演化是我国农村发展走势的一个最突出的特征。

那么取代原来作为绝对主体的自耕农的是哪三个主体呢？他们是如何演化而来，又是按照什么标准划分的呢？

根据我们的观察，目前我国农村社区构成基本上可以划分为：

1. 已经失去土地，但尚未完成，甚至尚未开始城市化的农民（这里的农民只是沿用旧有称呼，实际上这个群体中的相当一部分已经拥有了城市户口）；

2. 外地进城打工，把住所暂时安置在城/乡出租房的流动人口；

3. 在市区有稳定和收入较高的工作，在郊区农村购买别墅式住宅的人（这套住房通常是其第二套住房）。

其中第一种人是由当地原有农业户口自耕农演化而来，不管他们的户口是已经集体转为城市户口，还是名义上仍然保持农业户口，他们的土地事实上大多已经被征用，成了“无产阶级”，征地理由主要是兴建新的产业基地、旅游区和住宅。这种土地征用，直接影响到了他们身份的变迁，很多人尤其是青壮年劳力，进入靠征地新建的产业，成为一名产业工人；而房屋出租则成为近郊农户收入的首要来源。调查中看到，村中大多数家里都盖了多间出租屋，一般每户在3～6间左右，按时价每间每月30～150元不等（存在地区差异），一年房屋出租收入每户少的千八百，多的在万元以上，据村民介绍，自从土地被征用（兴建山庄别墅区和其他工厂）之后，村民大多仰赖房屋租赁为生，重新谋职业者较少。据介绍，主要是

就业观念的问题，村民大多不愿意和那些外地民工一样，从事社会声望较低的建筑业、服务业工作。房屋租赁的对象则是外地来城打工的流动人口。据我们在各地乡镇的观察和访谈发现，在经济发达的大城市的城乡结合部，外来民工事实上在人数上已经超过了本村户籍居民，他们打工的场所，有一部分在市内，有一部分在区/县政府所在镇，还有一部分在住所所在地附近。从事的行业主要有建筑、商贸、餐饮、娱乐业等。第三类主体是在郊区拥有高档住宅的人群，他们一般住在相对封闭的高档别墅区，并且相当多的人只在周末或假期来小住。之所以把他们也纳入到社区构成中来，主要是他们的住宅和村庄紧邻，并不独立于村庄之外。当然，他们有相对独立的小区，和村民基本没有什么日常来往。

对这种郊区农村社区构成基本人群变迁的关注，对农村医疗保障体制的改革有重要的意义。据我们了解，上述三个群体之间的基本医疗需求存在着很大的差别。充分考虑到这些差别，对城市化进程中未来城市郊区农村基层医疗机构的布局和定位模式会有重要意义。也提示我们农村卫生保障水平的多种达成模式。

## 二、商业保险是完善农村卫生保障的有效途径

目前政府在卫生保障领域中的作用是多重的，既管外部性很强的公共卫生（预防保健、妇幼保健、改水改厕、卫生监督等），也管医疗服务的提供、医疗机构的管理，结果是每项都管，却都管不到位。政府在这种内外混合的环境中究竟应该管什么？

善治理论[①]认为，治理是相关于个人和机构管理中，各种共同事务的管理方式的总和。它主要通过合作、协商、伙伴关系，以及确立共同的目标等方式实施对公共事务的管理，其实质是建立在市场原则、公共利益和认同之上的合作，管理机制主要不依靠政府的权威，而是依靠合作网络的权威。善治是相对理想的公共管理模式，是使公共利益最大化的社会管理过程。其实现依赖于政府与公民之间积极而有效的合作——本质是政府与公民对公共生活

① 毛寿龙、李梅、陈幽泓：《西方政府的治道变革》，北京：中国人民大学出版社，1998。

的合作管理，它要求有关管理机构与管理者最大限度地协调各种公民之间以及公民与政府之间的利益冲突，从而使公共管理活动取得公民最大限度的认同。

在农村卫生保障中，制度合理的卫生保障政策，要综合考虑经济发达地区、欠发达地区、贫困地区的具体情况，这就决定了研究制定卫生保障政策要在总体目标一致的前提下，对不同发展水平的地区实行不同标准的保障制度。

在经济发达地区，卫生保障领域既要发挥政府的作用，也需要市场参与，市场因素中最主要的是在条件成熟的地区发展商业健康保险。商业健康保险公司作为营利性企业，价值取向为经济效益，其社会贡献主要通过纳税增加财政收入；商业健康保险还可以根据市场需要灵活地设置各种险种。从调查的情况来看，群众对政府提供卫生保障的要求不强烈。因此，在经济发达地区，政府完全可以放手。

在我国现阶段，由于各地经济发展的不平衡，政府的公共支出尚不宜集中在卫生保健方面。尤其对于国家级贫困县，其有限的财政资金更应该投入到基础设施上。如果说政府公共资金投入的重点不在卫生保障领域，那么政府在此过程中需要管理什么呢？其更为合适的举措：首先，是管那些外部性很强的预防保健、妇幼保健、公共环境卫生和卫生监督等，也就是商业保险公司不愿意涉足的那一块。其次，政府要提供和维护一个公平竞争的环境，有利于市场因素在卫生保障领域充分发育成长。政府应该着力于制定保险公司的准入条件，并使之公开、透明，对所有的公司一视同仁，并在其竞争中充当公正的公共利益代言人的角色。同时加强对保险公司的监管。以防止保险公司欺诈保户。在此过程中，政府和保险公司分别在不同的方面充当提供卫生保障的主体，共同承担卫生保障的责任。

在经济发达的农村地区推进商业保险的必要性和可行性分析：

1. 必要性分析。

(1) 农民生活水平的日益提高。人均期望寿命的延长，以及年龄的增长，将使医药费用越来越多。美国的一项调查表明，人在临终前的半年所花的医疗费用占其一生的一半以上，而人的劳动能力却在逐渐衰退，个人越来越难以支付庞大的医疗费用。因此，个人在劳动力和经济能力较强的时候为自己在医疗方面做一些投资是理智的选择，而商业保险则为之提供了一个良好的平台。

(2) 医药费用上涨。人口老龄化、疾病谱的改变、医药技术水平的发展、人们对健康意识的提高、健康消费的增加等都是医药费用上涨的因素；而且，企业为追逐利润，对同质同类的药品不断翻新药名，进而数倍数十倍地提高药价，监管乏力，一药多名，更一次名涨一次价；医院的高装备一定程度上刺激了滥检查，在医技环节上进一步增加了病人的支出；加之药品流通环节过多、个别医护人员拿回扣、诱导需求，公费医疗、劳保医疗制度对医药费用控制不力等的不合理因素，更导致医药费用居高不下。患者对医院而言处于弱势地位，根本没有能力与医院讨价还价，也没有能力鉴别医疗费用的合理性。而由卫生管理部门审查每一处方和账单的合理性也不现实，医院提高收费就成为一种必然。在目前情况下，解决百姓看病难看病贵，可以考虑的最有效途径是充分发挥医疗保险机构的作用，让医保机构作为一个既具有讨价还价能力，又有医疗账单审查能力的主体进入市场，成为患者的利益代言人。若遇到需要住院治疗或者威胁到生命的疾病，对于大多数患者而言，个人和家庭的力量就显得微薄，这也正好符合风险分担的原理：个人交纳少量的保险费用，组成保险基金；在本人遇到所约定的保险事故时由保险公司向其本人或受益人进行经济赔偿，从而转移自己所面临的经济、甚至生命风险。因此，参加商业保险的必要性显而易见。

(3) 农村现有的社会保障体系不完善，需要新的机制承载农村社会保障功能。商业保险的宗旨：就是用众人的力量分摊风险，对发生不幸事故的被保险人进行经济补偿(主要体现在保障型险种上)，或者是用被保险人的时间分担其老年的风险(主要体现在储蓄型险种上)。保险公司将被保险人交纳的保险费集中统一管理、投资，实现保险基金的保值与增值；被保险人在年轻时交纳的保险费，到年老时享受相应的保险待遇，有利于老年人生活乃至社会的稳定。

(4) 对收入不确定的农民开展商业保险优于对其征收固定的社保基金。在现阶段,大多数地区的农民还是靠天吃饭,其经济收入的不确定性很难使他们拿出一部分钱来用作大家都可以使用的社保基金。若强制投保,农民收入的测算困难,难以解决筹资比例的问题;还有可能激起农民不满情绪,抱怨政府乱摊派、乱收费,不利于政府和群众关系,也有悖于社会保障的初衷。因此,在农村实行已在城市大规模开展的社会医疗保险制度不太实际。解决农民的卫生保障问题,开展商业保险是必要的。

(5) 从保险公司的发展前景看,在农村发展商业保险也是必要的。我国加入 WTO 以后,国外保险公司将纷纷入主竞争中国市场。国外保险业的进入势必加大国内保险业市场的竞争,从而降低平均利润率。因而国内保险公司现在的预期收益率将不能作为将来的决策指标。在行业平均利润率不断降低的前提下,要获得生存空间,只能开拓新领域。新领域就在广阔的农村,在经济条件比较发达的农村。

综上所述,在农村发展商业保险,无论从社会发展规律、保险公司利益,还是从保户利益来说,都是必要的。

2. 可行性分析。

(1) 农民有保障自己健康的需要也应该树立对自身健康负责任的意识。据调查,农民比较关心自己的健康问题,生病也愿意找医生,但苦于经济能力不足。这给商业保险公司介入提供了最基础的动力——即基本需要。从群众对目前医疗费用分摊方式的评价上看,大多数群众认为自己出钱给自己的医疗费用买单是合理的,因此群众愿意出钱转移自己的疾病风险。从参与性观察的情况来看,群众对商业保险有购买意愿,也有购买能力,能够形成市场的有效需求。这就能将基本的需要转变为有效的需求。

(2) 商业保险险种繁多,交费方式灵活多样,能够满足不同层次人的不同需求。商业保险的险种有储蓄型和保障型,也有两种相结合的类型。储蓄型险种主要是养老保险和分红保险,而保障型的险种则多数是意外伤害险、意外伤害医疗险、住院医疗费用险、住院津贴补贴型险等等。保险险种发展的大趋势是综合两种类型的险种,一份保险单上既有储蓄功能、也有保障功能。这符合农民要求全方位保障的特点。由于保险金额是随着投保人所交的保险费决定的,农民可以根据个人经济能力和实际需要选择适当的险种。交费方式有趸交、年交和月交:还有宽限期,可以在交费到期后再延缓一段时间,延缓期内保险公司仍承担保险责任。多种交费方式符合农民收入的不稳定性特点。

(3) 从宏观金融环境看,购买保险是一种有效的投资方式。保险的目的不是为了投资,而是为了分摊风险、获得保障,但是人寿保险业在客观上已经具备了投资功能。在银行利率不断下调、利息税开征的情况下,证券市场还没有完全规范化管理。投资基金、甚至是收藏市场、房地产市场、黄金市场、期货市场等都没有进入成熟规范阶段。由于农民收入的不确定性因素太多,投资的首要原则就是安全性,储蓄型商业保险险种开发以后,由于保险条款规定不论生死都能够将保险费保本,同时还能获得比银行利率更高的利息。因此保险公司投资成功,还可以按时分红,这不失为一种理智的投资方式。

总之,无论从必要性还是可能性上来看,在经济条件比较发达的农村地区推行商业保险是可行的。

4 年的农村调查,行程 5 万里,走访近 20 个省区的 100 多家乡镇卫生院,深入 3 000 多户农家与农民座谈……在从事“中国农村医疗卫生现状与制度改革探讨”的课题调研中,我深刻感悟到,由于国家地域辽阔,各地发展不平衡,要彻底解决农民的医疗保障问题需要实行多种医疗制度并存的思路。对策方案要因地制宜,多种改革方案并存,多种达成模式并举;由多方案到逐步变少。这既是社会变革,也是经济发展使然。

# 第五章
# 乡镇卫生院实证考察案例分析及部分调研手记

本部分以三省一市[①]乡镇卫生院的调查为基础，以案例分析形式，介绍乡镇卫生院的处境和改革中遇到的难点，并就乡镇卫生院产权和职能改革等问题进行讨论。

医疗和预防保健从本质上来说是两种不同的商品。医疗是医生向患者提供的服务性商品；预防保健则是卫生部门向一定范围内的所有居民提供的公共产品。目前农村这两项职能归乡镇卫生院统一行使，都得到政府财政差额补贴扶持，不足部分由卫生院自筹。乡镇卫生院为增加自身收入，大多不愿意在预防保健工作上投入，敷衍预防保健任务，其医疗服务也由于受到个体诊所、上级医院的竞争冲击，结果是医疗和预防保健两项任务都没能很好完成。

如果将两种职能分开，乡镇卫生院不再承担预防保

① 本书选取人均 GDP 1/8、3/8、5/8、7/8 位点上的地区调查数据。1/4、1/2、3/4 位点上的省份的调查数据请参考王红漫：《大国卫生之难》，北京：北京大学出版社，2004。

健功能，与个体诊所、各级医院一样，平等地参与医疗服务市场竞争，而政府通过防疫站等机构，提供预防保健这种公共产品，即使不能减少财政补贴，至少将原有补贴全部用于预防保健，可以提高预防保健工作质量。这一职能上的变化，需要对卫生院进行产权改革，从理论上将改善农村医疗预防保健现状。下面将进一步分析卫生院的财务状况，以验证改革的可行性和效益具体分析。

## 第一节　黑龙江省 G 县卫生院实证考察

黑龙江省 G 县共有 5 镇 5 乡以及 3 个农场；其中经济发展情况较好的有 5 个乡镇，发展水平中等的乡镇有 3 个，还有 2 个乡镇经济发展比较弱。在个案研究中，我们采取了典型调查和普查相结合的办法，课题组分别抽取了 G 县经济发展水平好、中、差 3 个档次的 3 个乡镇，结合对其卫生院的财务状况的分析，对卫生院资产粗略评估，并依据卫生局的统计报表，评估当地卫生院整体运营状况。卫生院经营、财务和资产负债情况的定量分析采用 WHM 模式分析法（见第三章第二节）。

**案例一：G 县 C 乡卫生院**

G 县 C 乡是 G 县经济发展较好的一个乡，通过考察发现，C 乡卫生院按现行会计制度有国家财政补助的情况下，基本可以保持盈利，近 4 年平均每年盈利约 11.5 万元；但是如果取消财政补助，那么乡镇卫生院每年亏损约 5.8 万元；再考虑到如果要求乡镇卫生院有资产回报，那么 2003 年末，C 乡卫生院净产出为约 -11 万元。并且这是在没有考虑到乡镇卫生院所占用的国家的土地和房屋的价值所作的评估，如果再考虑到这些，C 乡卫生院所消耗的社会资源将更多。

1. 现行会计制度下的运营情况

近 4 年 C 乡卫生院的收支情况，见表 5-1。

表 5-1　近 4 年 C 乡卫生院收支情况　（单位:元）

| 项目 | 2000 年末 | 2001 年末 | 2002 年末 | 2003 年末 |
| --- | --- | --- | --- | --- |
| 一:收入总计 | 858 015 | 861 817 | 1 016 497 | 978 199 |
| 财政补助收入 | 141 000 | 177 218 | 178 200 | 195 343 |
| 医疗收入 | 172 146 | 186 626 | 217 263 | 202 785 |
| 药品收入 | 544 790 | 496 438 | 599 332 | 579 099 |
| 其他收入 | 79 | 1 535 | 21 702 | 972 |
| 二:支出总计 | 688 298 | 689 586 | 1 015 694 | 861 141 |
| 医疗支出 | 298 635 | 336 437 | 550 974 | 465 932 |
| 药品支出 | 388 163 | 350 099 | 462 709 | 392 329 |
| 其他支出 | 1 500 | 3 050 | 2 011 | 2 880 |
| 三:收支结余 | 169 717 | 172 231 | 803 | 117 058 |

由上表可知，在有政府财政补助的情况下，C 乡卫生院近 4 年来保持盈利，平均每年盈利约 11.5 万元，同时可以看到，政府财政补助每年平均占卫生院收入的 18.6% 左右。

2. 剥离财政补助后的运营状况

剥离财政补助后 C 乡卫生院的运营状况，见表 5-2。

表 5-2　剥离财政补助后 C 乡卫生院的运营状况

（单位:元）

| 项目 | 2000 年末 | 2001 年末 | 2002 年末 | 2003 年末 |
| --- | --- | --- | --- | --- |
| 收入总计 | 717 015 | 684 599 | 838 297 | 782 856 |
| 医疗收入 | 172 146 | 186 626 | 217 263 | 202 785 |
| 药品收入 | 544 790 | 496 438 | 599 332 | 579 099 |
| 其他收入 | 79 | 1 535 | 21 702 | 972 |
| 支出总计 | 688 298 | 689 586 | 1 015 694 | 861 141 |
| 医疗支出 | 298 635 | 336 437 | 550 974 | 465 932 |
| 药品支出 | 388 163 | 350 099 | 462 709 | 392 329 |
| 其他支出 | 1 500 | 3 050 | 2 011 | 2 880 |
| 营业利润 | 28 717 | －4 986 | －177 397 | －78 285 |

从表 5-2 分析得出，如果单纯考虑卫生院的运营情况，即将卫生院的补贴收入和投资支出都去掉，近 4 年卫生院基本上是支出大于收入，总体而言，亏损总额 23 万元，年平均亏损 5.8 万元。

3. C乡卫生院资产负债情况，见表5-3

表5-3 C乡卫生院资产负债表 (单位：元)

| 项目 | 2000年末 | 2001年末 | 2002年末 | 2003年末 |
|---|---|---|---|---|
| 资产合计 | 976 535 | 1 161 103 | 1 207 018 | 1 224 143 |
| 流动资产合计 | 593 672 | 686 640 | 568 776 | 584 318 |
| 其中货币资金 | 327 917 | 366 062 | 159 583 | 159 635 |
| 应收医疗款 | 50 527 | 48 811 | 51 895 | 42 419 |
| 其他应收款 | 71 894 | 72 989 | 303 067 | 308 265 |
| 药品 | 215 706 | 322 868 | 129 365 | 164 183 |
| 药品进销差价 | 77 463 | 129 042 | 80 728 | 93 452 |
| 库存物资 | 5 091 | 4 952 | 5 594 | 3 268 |
| 固定资产 | 382 863 | 474 463 | 624 021 | 639 825 |
| 负债及净资产合计 | 976 535 | 1 161 103 | 1 207 018 | 1 224 143 |
| 负债合计 | 151 267 | 143 767 | 56 521 | 54 001 |
| 流动负债 | 1 851 | 143 767 | 56 521 | 54 001 |
| 其中短期借款 | 0 | 89 766 | 2 520 | 0 |
| 应付账款 | 91 266 | 0 | 0 | 0 |
| 应付工资 | 0 | 0 | 0 | 0 |
| 应付社会保障费 | 0 | 0 | 0 | 0 |
| 其他应付款 | 60 001 | 54 001 | 54 001 | 54 001 |
| 固定负债 | 0 | 0 | 0 | 0 |
| 净资产合计 | 825 268 | 1 017 336 | 1 150 497 | 1 170 142 |
| 事业基金 | 235 892 | 322 023 | 182 399 | 23 683 |
| 固定基金 | 382 863 | 474 463 | 624 021 | 639 825 |
| 专用基金 | 206 513 | 220 850 | 246 664 | 293 487 |
| 待分配结余 | 0 | 0 | 0 | 0 |

4. C乡卫生院固定资产评估情况，见表5-4

表5-4 C乡卫生院固定资产表 (单位：元)

| 项目 | 购入时间 | 折旧年限 | 账面价值 | 2003年评估值 |
|---|---|---|---|---|
| 房屋及建筑物 | 1977～2003 | 20 | 337 363 | 250 000 |
| B超 | 1997 | 6 | 30 450 | 0 |
| 腹部包 | 1997 | 5 | 3 045 | 0 |
| 心电机 | 1997 | 5 | 4 780 | 0 |
| 显微镜 | 1997 | 6 | 2 400 | 0 |
| 30m X光机 |  | 6 | 35 000 | 0 |
| 100m X光机 | 1997 | 6 | 50 000 | 0 |
| 尿样分析仪 | 1999 | 5 | 23 965 | 4 793 |

（续表）

| 项目 | 购入时间 | 折旧年限 | 账面价值 | 2003 年评估值 |
|---|---|---|---|---|
| 生化分析仪 | 2001 | 5 | 19 500 | 11 700 |
| 设备仪器 | | | 10000 | 0 |
| 取暖锅炉 | 1999 | 10 | 18 000 | 10 800 |
| 电冰箱 | | 5 | 6 800 | 0 |
| 电冰柜 | 1998 | 5 | 4 000 | 0 |
| 中西药架子 | 1998 | 5 | 4 000 | 0 |
| 老板台 | 1998 | 5 | 1 500 | 0 |
| 微机 | 2002 | 5 | 24 000 | 19 200 |
| 摩托 | | 5 | 28 156 | 0 |
| 一汽佳宝 | 2001 | 5 | 51 392 | 30 835 |
| 理疗设备 | 2002 | 5 | 7 705 | 6 164 |
| 彩色电视机 | 2002 | 5 | 2 600 | 2 080 |
| 川田摩托 | | 5 | 4 329 | 0 |
| 各种图板 | 2003 | 5 | 2 000 | 2 000 |
| 医用办公桌 | 2003 | 5 | 2 700 | 2 700 |
| 铝合金柜 | 2003 | 5 | 2 120 | 2 120 |
| 合计 | | | 675 805 | 342 392 |

注：其中房产和递延资产按 1993 年财政部发布的《企业会计制度》中规定的年限提取折旧；专业设备评估是按照 1998 年卫生部发布的《医院财务制度》规定的《医院专用设备提取年限表》中规定的年限提取折旧，“评估值”部分基本与折旧后剩下的价值相等。表中值只是粗略概算，资产评估应按照市场价格对固定资产进行评估。

表 5-4 和表 5-5 中固定资产，是在没有考虑地产，以及对购入年限不详的均作零处理情况下算得，由于地产通常是增值的，所以这种处理方法明显低估了资产总值。资产总值必然存在且高于表中计算值，按照真实值计算出的亏损还将更大，由于真实值无法确定，且表中计算值得出的结果已经足够说明问题，本研究采取了表中计算值，特此说明。

5. 调整后的资产负债表,见表5-5

表5-5 调整后C乡卫生院资产负债表 (单位:元)

| 项目 | 2003年末 |
| --- | --- |
| 资产合计 | 884 291 |
| 流动资产合计 | 541 899 |
| 其中:货币资金 | 159 635 |
| 其他应收款 | 308 265 |
| 存货 | 73 999 |
| 固定资产 | 342 392 |
| 负债合计 | 0 |
| 流动负债合计 | 0 |
| 其中:短期借款 | 0 |
| 应付账款 | 0 |
| 应付工资 | 0 |
| 应付社会保障金 | 0 |
| 固定负债 | 0 |
| 所有者权益 | 884 291 |

6. 考虑要求资产回报后的运营状况

C乡卫生院运营20多年,已经过了发展扩张期,进入成熟期,因此,将卫生院视为一个进入市场的独立实体,我们就要考虑卫生院的运转是否使这些资源升值了。也就是从投资的角度考虑,最关心的就是我们投入到卫生院的资本是否获得回报。财务会计上,衡量投资是否有足够回报上,最受关注的问题就是资产回报率。由于现有统计数据的确实,我们以5%(现行的贷款利率)作为对乡镇卫生院的要求资产回报率。

C乡卫生院在考虑到资产回报后的运营状况,见表5-6。

表5-6 考虑资产回报后的运营状况 (单位:元)

| | 2003年末 |
| --- | --- |
| 净资产 | 884 291 |
| 净利润 | -78 285 |
| 5%(单利)要求资产回报 | 44 215 |
| 净产出 | -122 500 |

由表5-6可以看出,在考虑到资产回报率后,C乡卫生院2003年里的净产出为-12.3万元。也就是说,卫生院不仅没有给社会创造任何经济收益,反而消耗掉了至少12.3万元的社会资源。

**案例二:G县X乡卫生院**

G县X乡是G县经济发展水平中等的一个乡。经过考察,我们发现国家财政补助逐年减少,在现行会计制度下,近4年补贴收入总额70余万,平均约19万元/每年。在接受政府财政补贴的情况下,X乡卫生院近4年基本保证盈利,但年盈利悬殊(近10万元),年均约盈利4.8万元。每年财政补助约占卫生院收入的19.3%。如果单纯考虑卫生院的运营情况,即将卫生院的补贴收入和投资支出都去掉,近4年卫生院走向亏损,4年内全部是收入小于支出,总体而言,亏损总额38.9万元,年平均亏损9.7万元.考虑到资产回报后,X乡卫生院2003年的净产出为-19.2万元,其实际经营状况不容乐观。

1. 现有会计制度下的运营状况

X乡近4年收支状况,见表5-7。

**表5-7 X乡近4年收支状况** (单位:元)

| 项目 | 2000年末 | 2001年末 | 2002年末 | 2003年末 |
|---|---|---|---|---|
| 收入总计 | 1 062 931 | 819 808 | 899 704 | 894 892 |
| 财政补助收入 | 229 500 | 148 770 | 170 206 | 161 460 |
| 医疗收入 | 64 022 | 81 210 | 115 426 | 174 742 |
| 药品收入 | 582 755 | 553 097 | 565 220 | 524 840 |
| 其他收入 | 186 654 | 36 731 | 48 852 | 33 850 |
| 支出总计 | 845 167 | 801 980 | 821 381 | 894 265 |
| 医疗支出 | 309 791 | 330 101 | 370 009 | 462 237 |
| 药品支出 | 535 376 | 471 879 | 451 372 | 432 028 |
| 收支结余 | 96 264 | 17 828 | 78 323 | 627 |

由表5-7可以看出,财政补助总的趋势是减少。近4年补助总额70余万,平均每年约19万元。在接受政府财政补贴的情况下,X乡卫生院近4年基本保证盈利,年盈利悬殊(近10万元),平均每年约盈利4.8万元。每年财政补助约占卫生院收入的19.3%。

2. 剥离财政补助后的运营状况

剥离财政补助后 X 乡卫生院的收支情况，见表 5-8。

**表 5-8　剥离财政补助后 X 乡卫生院收支情况**

（单位:元）

| 项目 | 2000 年末 | 2001 年末 | 2002 年末 | 2003 年末 |
|---|---|---|---|---|
| 收入总计 | 833 431 | 623 450 | 729 498 | 733 432 |
| 医疗收入 | 64 022 | 33 622 | 115 426 | 174 742 |
| 药品收入 | 582 755 | 553 097 | 565 220 | 524 840 |
| 其他收入 | 186 654 | 36 731 | 48 852 | 33 850 |
| 支出总计 | 845 167 | 748 045 | 821 381 | 894 265 |
| 医疗支出 | 309 791 | 276 166 | 370 009 | 462 237 |
| 药品支出 | 535 376 | 471 879 | 451 372 | 432 028 |
| 营业利润 | -11 736 | -124 595 | -91 883 | -160 833 |

从表 5-8 分析得出，如果单纯考虑卫生院的运营情况，即将卫生院的补贴收入和投资支出都去掉，近 4 年卫生院全部是负产出，既收入小于支出，亏损总额 38.9 万元，总体而言，年平均亏损 9.7 万元。

3. X 乡卫生院近 4 年来的资产负债情况，见表 5-9

**表 5-9　近 4 年 X 乡卫生院资产负债情况**

（单位:元）

| 项目 | 2000 年末 | 2001 年末 | 2002 年末 | 2003 年末 |
|---|---|---|---|---|
| 资产合计 | 811 823 | 878 192 | 944 630 | 1 028 542 |
| 流动资产合计 | 252 292 | 265 661 | 332 099 | 321 455 |
| 其中:货币资金 | 1 296 | 9 089 | 87 179 | 79 946 |
| 应收医疗款 | 5 759 | 5 759 | 5 759 | 5 759 |
| 其他应收款 | 67 033 | 73 073 | 72 822 | 92 782 |
| 药品 | 196 503 | 222 614 | 253 661 | 165 396 |
| 减药品进销差价 | 37 140 | 72 645 | 108 653 | 60 409 |
| 库存物资 | 19 903 | 18 397 | 22 681 | 26 936 |
| 固定资产 | 559 531 | 612 531 | 612 531 | 707 087 |
| 净资产及负债合计 | 811 823 | 878 192 | 944 630 | 1 028 542 |
| 负债合计 | 249 420 | 205 331 | 219 487 | 243 075 |
| 流动负债 | 249 420 | 205 331 | 219 487 | 243 075 |
| 其中:短期借款 | 0 | 0 | 0 | 0 |
| 应付账款 | 132 707 | 114 244 | 85 955 | 70 484 |
| 应付工资 | 0 | 0 | 0 | 0 |

（续表）

| 项目 | 2000年末 | 2001年末 | 2002年末 | 2003年末 |
|---|---|---|---|---|
| 应付社会保障费 | 34 | －1 208 | 14 294 | －528 |
| 其他应付款 | 116 679 | 92 295 | 119 238 | 173 119 |
| 固定负债 | 0 | 0 | 0 | 0 |
| 净资产合计 | 562 403 | 672 861 | 725 143 | 785 467 |
| 事业基金 | 2 126 | 12 823 | 59 816 | 29 493 |
| 固定基金 | 559 531 | 612 531 | 612 531 | 707 087 |
| 待分配结余 | 0 | 0 | 0 | 0 |

4. X乡固定资产评估情况，见表5-10

**表5-10　X乡卫生院固定资产评估情况**　（单位：元）

| 项目 | 购入时间（年） | 折旧年限 | 账面价值 | 2003年评估值 |
|---|---|---|---|---|
| 门诊医疗用房 | | | 166 376 | 139 000 |
| 办公及医技科室用房 | | | 182 773 | 152 000 |
| 锅炉房 | | | 20 852 | 17 000 |
| 院围墙 | | | 23 500 | 19 000 |
| 水泥路、花池 | | | 11 721 | 900 |
| 管道、地沟 | | | 11 292 | 900 |
| 群暖锅炉、暖气管片 | 2000 | 10 | 47 515 | 33 261 |
| 腹部刀包 | 1998 | 5 | 3 434 | 0 |
| 心电图机 | 1996 | 5 | 3 500 | 0 |
| 医疗仪器 | 1996～1998 | 6 | 7 707 | 0 |
| 超声诊断仪 | 2001 | 6 | 53 000 | 35 333 |
| 100mX光机 | 1998 | 6 | 22 600 | 3 767 |
| 分光度计 | 1998 | 6 | 2 100 | 350 |
| 恒温箱 | 1998 | 5 | 3 857 | 0 |
| 照明设备 | 1998 | 6 | 6 350 | 1 058 |
| 电冰箱 | 2000 | 5 | 4 500 | 1 800 |
| 显微镜 | 1998 | 6 | 2 200 | 367 |
| 铁床、木床 | 1994 | 10 | 6 385 | 639 |
| 写字台 | 2000 | 5 | 5 815 | 2 326 |
| 合计 | | | 585 477 | 432 900 |

注：其中房产和递延资产按1993年财政部发布的《企业会计制度》中规定的年限提取折旧；专业设备评估是按照1998年卫生部发布的《医院财务制度》规定的《医院专用设备提取年限表》中规定的年限提取折旧，“评估值”部分基本与折旧后剩下的价值相等。

表中值只是粗略概算，资产评估应按照市场价格对固定资产进行评估。

表5-9、表5-10中固定资产，是在没有考虑地产、对购入年限不详的均作零处理，情况下算得，由于地产通常是增值的，所以这种处理方法明显低估了资产总值。资产总值必然存在且高于表中计算值，按照真实值计算出的亏损还将更大，由于真实值无法确定，且表中计算值得出的结果已经足够说明问题，本研究采取了表中计算值，特此说明。

5. 调整后X乡卫生院资产负债情况，见表5-11

**表5-11　调整后X乡卫生院资产负债**　（单位：元）

| | 2003年末 |
|---|---|
| 资产合计 | 728 551 |
| 流动资产合计 | 304 651 |
| 其中：货币资金 | 79 946 |
| 其他应收款 | 92 782 |
| 存货 | 131 923 |
| 固定资产 | 423 900 |
| 负债合计 | 69 956 |
| 流动负债合计 | 69 956 |
| 其中：短期借款 | 0 |
| 应付账款 | 70 484 |
| 应付工资 | 0 |
| 应付社会保障金 | –528 |
| 固定负债 | 0 |
| 所有者权益 | 658 595 |

6. 考虑到资产回报要求后的运营状况

考虑到资产回报要求后，X乡卫生院的收支情况，见表5-12。

**表5-12　要求资产回报的X乡卫生院运营状况**

（单位：元）

| | 2003年末 |
|---|---|
| 净资产 | 658 595 |
| 净利润 | –160 833 |
| 5%（单利）要求资产回报 | 32 930 |
| 净产出 | –193 763 |

由上表可知，再考虑到资产回报后，X 乡卫生院净产出为 -19.3 万元，其实际经营状况不容乐观。

**案例三：G 县 Y 镇卫生院**

G 县 Y 镇是 G 县经济发展比较差的一个镇，通过考察发现，Y 镇卫生院在现行会计制度下，近 4 年中，财政补助平均占到了卫生院中收入的 44.6%。而 Y 镇卫生院的收支情况是，支出大于收入，负产出额逐年增加。如果剥离财政补助，就卫生院的运营状况而言，近 4 年里全都是支出大于收入，而且整体而言，Y 镇卫生院 4 年亏损 50 余万元，每年平均亏损 13.6 万元。若考虑到资产回报的问题后，Y 镇卫生院 2003 年净产出为 18.7 万元。

1. 现有会计制度下运营状况

近 4 年 Y 镇卫生院的资产负债情况，见表 5-13。

**表 5-13 近 4 年 Y 镇卫生院资产负债情况**（单位：元）

| 项目 | 2000 年末 | 2001 年末 | 2002 年末 | 2003 年末 |
|---|---|---|---|---|
| 资产合计 | 393 683 | 415 540 | 415 974 | 416 185 |
| 流动资产合计 | 183 028 | 150 171 | 128 025 | 109 081 |
| 其中：货币资金 | 5 318 | 1 025 | 561 | 42 126 |
| 应收医疗款 | 5 710 | 5 710 | 5 710 | 5 710 |
| 其他应收款 | 122 476 | 67 598 | 55 545 | 19 094 |
| 药品 | 100 855 | 108 304 | 103 393 | 77 160 |
| 减药品进销差价 | 56 509 | 37 543 | 42 361 | 29 299 |
| 库存物资 | 5 349 | 5 348 | 5 348 | |
| 固定资产 | 210 655 | 265 369 | 287 949 | 307 104 |
| 负债及净资产合计 | 393 683 | 415 540 | 415 974 | 416 185 |
| 负债合计 | 125 220 | 114 373 | 104 811 | 131 481 |
| 流动负债 | 125 220 | 114 373 | 104 811 | 131 481 |
| 其中：短期借款 | 0 | 0 | 0 | 0 |
| 应付账款 | 124 891 | 99 875 | 102 121 | 101 074 |
| 应付工资 | 0 | 0 | 0 | 0 |
| 应付社会保障费 | 0 | 0 | 0 | 5 000 |
| 其他应付款 | 329 | 14 498 | 2 690 | 25 407 |
| 固定负债 | 0 | 0 | 0 | 0 |
| 净资产合计 | 268 463 | 301 167 | 311 163 | 284 704 |
| 事业基金 | 24 598 | 24 598 | 24 598 | -19 406 |
| 固定基金 | 210 655 | 265 369 | 287 949 | 307 104 |
| 专用基金 | 28 951 | 11 300 | -1 384 | -2 994 |
| 待分配结余 | 0 | 0 | 0 | 0 |

2. Y 镇卫生院固定资产评估,见表 5-14

表 5-14　Y 镇卫生院固定资产评估表　　(单位:元)

| 项目 | 购入时间 | 折旧年限 | 账面价值 | 2003 年评估值 |
|---|---|---|---|---|
| 房屋 | 1992 | 20 | 170 000 | 76 500 |
| 卧式锅炉 | 2001 | 5 | 28 264 | 16 958 |
| 木制中药架 | 1969 | 5 | 1 000 | 0 |
| 铁卷柜 | 1990 | 5 | 638 | 0 |
| 摩托车 | 1998 | 5 | 9 000 | 0 |
| 包椅 | 1990 | 5 | 720 | 0 |
| 沙发 | 1993 | 5 | 1 250 | 0 |
| 角钢药架 | 1993 | 5 | 2 603 | 0 |
| 电冰箱 | 1992 | 5 | 1 950 | 0 |
| X 光机 | 1970 | 6 | 3 200 | 0 |
| B 超 | 2001 | 6 | 26 450 | 17 633 |
| 冰柜 | 1998 | 5 | 2 000 | 0 |
| 老板桌椅 | 1998 | 5 | 1 900 | 0 |
| 腹部刀包 | 1999 | 5 | 3 434 | 687 |
| 普通手术床 | 1999 | 5 | 2 400 | 480 |
| 721 光度计 | 1999 | 6 | 2 920 | 973 |
| 水浴箱 | 1999 | 5 | 790 | 158 |
| 洗胃机 | 1999 | 5 | 2 180 | 436 |
| 显微镜 | 1999 | 6 | 2 360 | 787 |
| 心电机 | 1999 | 5 | 4 310 | 862 |
| 骨质增生治疗仪 | 2002 | 5 | 1 935 | 1 548 |
| 传真机 | 2002 | 5 | 1 200 | 960 |
| 打印机 | 2002 | 5 | 5 645 | 4 516 |
| 铝合金大门 | 2002 | 5 | 6 500 | 5 200 |
| 计算机 | 2002 | 5 | 5 300 | 4 240 |
| 保险柜 | 2003 | 5 | 500 | 500 |
| 高压灭菌器 | 1992 | 6 | 483 | 0 |
| 诊查桌 | 1989 | 5 | 620 | 0 |
| 木床 | 1989 | 10 | 150 | 0 |
| 铁床 | 1993 | 10 | 662 | 0 |
| 调剂台 | 1996 | 5 | 200 | 0 |
| 大衣柜 | 1993 | 5 | 800 | 0 |
| 合计 | | | 416 234 | 132 439 |

注:其中房产和递延资产按 1993 年财政部发布的《企业会计制度》中规定的年限提取折旧;专业设备评估是按照 1998 年卫生部发布的《医院财务制度》规定的《医院专用设备提取年限表》中规定的年限提取折旧,“评估值”部分基本与折旧后剩下的价值相等。

该表中的固定资产合计416 234元大于表5-13中的固定资产值307 104元，其中包含已摊销的递延资产登入台账，本研究以资产负债表账面价值为准。

表中值只是粗略概算，资产评估应按照市场价格对固定资产评估值进行评估。

表5-14、表5-15中固定资产，是在没有考虑地产、对购入年限不详的均作零处理情况下算得，由于地产通常是增值的，所以这种处理方法明显低估了资产总值。资产总值必然存在且高于表中计算值，按照真实值计算出的亏损还将更大，由于真实值无法确定，且表中计算值得出的结果已经足够说明问题，本研究采取了表中计算值，特此说明。

3. 调整后近4年Y镇卫生院资产负债情况，见表5-15

**表5-15　调整后近4年Y镇卫生院资产负债情况**

（单位：元）

| 项目 | 2003年末 |
|---|---|
| 资产合计 | 241 520 |
| 流动资产合计 | 109 081 |
| 其中：货币资金 | 42 126 |
| 其他应收款 | 19 094 |
| 存货 | 47 861 |
| 固定资产 | 132 439 |
| 负债合计 | 106 074 |
| 流动负债合计 | 106 074 |
| 其中：短期借款 | 0 |
| 应付账款 | 101 074 |
| 应付工资 | 0 |
| 应付社会保障金 | 5 000 |
| 固定负债 | 0 |
| 所有者权益 | 135 446 |

4. Y 镇卫生院近 4 年的收支情况，见表 5-16

表 5-16 Y 镇卫生院近 4 年收支情况 (单位:元)

| 项目 | 2000 年末 | 2001 年末 | 2002 年末 | 2003 年末 |
|---|---|---|---|---|
| 一:收入总计 | 370 548 | 365 063 | 368 688 | 328 408 |
| 财政补助收入 | 100 000 | 196 447 | 157 260 | 179 553 |
| 医疗收入 | 13 583 | 11 938 | 15 378 | 19 746 |
| 药品收入 | 203 662 | 146 104 | 123 359 | 103 126 |
| 其他收入 | 53 302 | 10 574 | 72 691 | 25 983 |
| 二:支出总计 | 291 285 | 363 303 | 359 488 | 328 746 |
| 医疗支出 | 119 753 | 211 233 | 222 564 | 191 563 |
| 药品支出 | 171 532 | 152 070 | 136 924 | 137 183 |
| 三:收支结余 | 79 263 | 1 760 | 9 200 | -338 |

由表 5-16 可见，近 4 年中，财政补助平均占到了卫生院中收入的 44.2%。

5. 剥离财政补助后的运营状况

剥离财政补助后 Y 镇卫生院的收支情况，见表 5-17。

表 5-17 剥离财政补助后 Y 镇卫生院收支情况

(单位:元)

| 项目 | 2000 年末 | 2001 年末 | 2002 年末 | 2003 年末 |
|---|---|---|---|---|
| 收入总计 | 270 547 | 168 616 | 211 428 | 148 855 |
| 医疗收入 | 13 583 | 11 938 | 15 378 | 19 746 |
| 药品收入 | 203 662 | 146 104 | 123 359 | 103 126 |
| 其他收入 | 53 302 | 10 574 | 72 691 | 25 983 |
| 支出总计 | 291 285 | 363 303 | 359 488 | 328 746 |
| 医疗支出 | 119 753 | 211 233 | 222 564 | 191 563 |
| 药品支出 | 171 532 | 152 070 | 136 924 | 137 183 |
| 营业利润 | -20 738 | -194 687 | -148 060 | -179 891 |

从表 5-17 分析可得，如果没有财政补助，就卫生院的运营状况而言，在近 4 年里全都是支出大于收入，整体而言，Y 镇卫生院 4 年亏损 54.3 万元，每年平均亏损 13.6 万元。

6. 考虑要求资产回报后的运营状况

考虑要求资产回报后的 Y 镇卫生院收支状况，见表 5-18。

表 5-18 要求资产回报的 Y 镇卫生院收支状况

（单位：元）

| | 2003 年末 |
|---|---|
| 净资产 | 135 446 |
| 净利润 | －179 891 |
| 5%（单利）要求资产回报 | 6 772 |
| 净产出 | －186 663 |

由上表可知，若考虑到资产回报的问题后，Y 镇卫生院 2003 年净产出为 18.7 万元。

## 附录 1：黑龙江省 G 县基本情况（摘自其门户网站的历史网页）

G 县隶属于 Q 市，县城距 Q 市 67 公里，地处大兴安岭南麓，嫩江中游冲击平原右岸。全县辖区幅员面积 4 792 平方公里，境内有 5 镇 5 乡 2 个国营农场，总人口 37 万人。

G 县环境优美，沃野平畴，气候宜人，物阜粮丰。现有耕地面积 414 万亩，盛产大豆、小麦、水稻、玉米等粮食作物和葵花、白瓜、黑瓜、甜菜、亚麻、云豆等经济作物及甘草、知母、板蓝根、防风、党参等中草药材，是全国商品粮生产基地，素有“鱼米之乡、粮薯之地、大豆之家”的美誉，2000 年被授予全国“向日葵之乡”荣誉称号及水稻、葵花绿色无公害产品生产基地。境内草原面积 90 万亩，可饲养大牲畜 15 万头，山绵羊 30 万只，大鹅 150 万只，是全国细毛羊、肉牛生产基地。水资源非常丰富，有嫩江、音河、阿伦河、诺敏河等一江三河及音河水库等大中小型水库 14 座，水面面积 10 万亩以上，为水产养殖和水稻种植提供了得天独厚的天然有利条件。矿产资源储藏丰富，品位高，开发潜力大，主要矿产有辉绿岩、珍珠岩、玛瑙石、碧玉、瓷土、高岭土等。此外，经初步物探，石油、煤炭资源储量也很可观，极具开发价值。G 县境内以黑龙江省著名水库——音河水库为代表的旅游景点，水面波碧水澄，岸边树木环绕，亭台楼阁点缀其间，幽雅壮观，风光秀美，景色宜人，是夏季避暑、冬季赏雪最佳去处。此外还有被誉为“中国第二长城”的金代东北路界壕边保遗址、日本垦拓团遗址、龙江第一材兴十四的生态旅游等自然和人文景观。G 县交通便利，“301”国道纵贯境内，“龙甘”、“拉甘”、“甘富”、“甘双”及县乡村级公路纵横交错，四通八达。邮电通讯发展迅速，万门程控电话早已开通，移动通讯，宽带网络覆盖县乡村各个角落。电力供应充足，11 万伏高压输变电线路是富拉尔基热电厂向北输送的第一门户，境内的一座水利发电站已并入国网。商贸、金融、医疗、保险、娱乐、餐饮等各种服务业设施配套齐全。

G 县工业生产门类齐全，民营、私营经济发展迅猛，已形成食品、粮食加工、化工、纺织、机械制造、建材、民间工艺等 7 个行业，其中以柳编为代表的民间手工艺品等产品已打入国际市场。G 县教育、科技、文化事业兴旺发达，先后被评为“全国书画艺术之乡”、“全国科技先进县”和“全省教育先进县”。

（http://www.infomall.cn/cgi-bin/mallgate/20040428/http://www.qqhr.gov.cn/xianqu/gannanxian.asp）

**附录 2：G 县 C 乡、X 乡、Y 镇发展情况简单比较①**

| | 幅员面积（平方公里） | 人口密度（人/平方公里） | 人口数 | 农、林、牧、渔业总产值（按 2001 年价格计算）（万元） |
|---|---|---|---|---|
| C 乡 | 397.3 | 66.3 | 26 350 | 4 969 |
| X 乡 | 315.3 | 74.5 | 23 483 | 6 430 |
| Y 镇 | 260.0 | 56.0 | 14 549 | 5 275 |

# 第二节　河南省乡镇卫生院描述性研究

## 一、河南 A 县乡镇卫生院实证考察案例分析

河南省 A 县 2003 年在全省 109 个县的 GDP 排名中位于第 16 位，属于河南省经济发展较好的地区之一。A 县下辖 7 镇、14 乡。我们根据 2003 年 A 县统计年鉴中的数据，分别选取了经济发展情况比较好的 S 镇，经济发展水平中等的 J 乡，经济发展比较落后的

① 数据取自《G 县国民经济和社会发展统计资料 2001 年》。

M 乡作为考察的目标乡镇。在调查中了解到,卫生院的医疗欠费在"应收医疗款"账户下处理,该账户款项实际上是收不回来的,同时"其他应付款"有多年结转下来的和借贷的,对于历史上结转下来欠账,卫生院也不支出这笔款项。鉴于以前卫生院都没有提取坏账准备,在处理过程中将确定下来属于收不回来的款项和卫生院长期积欠的款项,分年列到营业外收入和营业外支出科目处理。在实际评估的资产负债情况时将那部分列入坏账准备。由于呆账对净利润的影响较大,考虑到随着各项规章制度的完善和落实到位,以后这类现象会很少或不会发生,所以计算实际利润时,按营业利润计算。

卫生院经营、财务和资产负债情况的定量分析采用 WHM 模式分析法。

**案例一:A 县 S 镇卫生院**

S 镇是 A 县经济发展较好的一个乡,通过考察发现,S 镇卫生院在现行会计制度下,政府财政补助每年平均占卫生院收入的 10.8% 情况下,S 镇卫生院近 4 年来运营状况是"亏—盈—亏",呈倒"V"字型的波动状态,总体而言,2000～2003 年 4 年平均每年盈利约 2.8 万元;但是如果取消财政补助,近 4 年共亏损 68.8 万元,平均每年亏损约 17.2 万元;并且这是在没有考虑到乡镇卫生院所占用的国家的土地和房屋的价值所作的评估,如果再考虑到这些,S 镇卫生院所消耗的社会资源将更多。

1. 现行会计制度下的运营情况

S 镇卫生院资产负债情况,见表 5-19。

**表 5-19　S 镇卫生院近 4 年的资产负债表**

(单位:元)

| 项目 | 2000 年末 | 2001 年末 | 2002 年末 | 2003 年末 |
|---|---|---|---|---|
| 资产合计 | 1 925 127 | 3 070 835 | 3 492 293 | 4 231 944 |
| 流动资产合计 | 1 142 780 | 2 169 238 | 2 126 612 | 2 832 863 |
| 其中货币资金 | 133 256 | 187 968 | 18 676 | 55 548 |
| 应收医疗款 | 8 672 | 8 672 | 8 672 | 8 672 |
| 其他应收款 | 916 992 | 1 894 207 | 2 020 244 | 2 544 822 |

（续表）

| 项目 | 2000 年末 | 2001 年末 | 2002 年末 | 2003 年末 |
|---|---|---|---|---|
| 药品 | 47 105 | 56 026 | 87 755 | 266 339 |
| 减药品进销差价 | 16 868 | 22 077 | 55 591 | 96 218 |
| 库存物资 | 53 623 | 44 443 | 46 856 | 53 700 |
| 固定资产 | 782 347 | 901 597 | 1 365 681 | 1 399 081 |
| 负债及净资产合计 | 1 925 127 | 3 070 835 | 3 492 293 | 4 231 944 |
| 负债合计 | 1 193 254 | 2 258 205 | 2 466 769 | 3 305 297 |
| 流动负债 | 1 193 254 | 2 259 205 | 2 466 769 | 3 305 297 |
| 其中短期借款 | 0 | 0 | 0 | 0 |
| 应付账款 | 30 369 | 32 924 | 49 521 | 11 620 |
| 应付工资 | 25 335 | 24 595 | 40 642 | 31 557 |
| 应付社会保障费 | 4 139 | 31 031 | 33 201 | 26 821 |
| 其他应付款 | 1 119 405 | 2 157 037 | 2 324 446 | 3 043 588 |
| 固定负债 | 0 | 0 | 0 | 0 |
| 净资产合计 | 731 873 | 812 630 | 1 025 524 | 926 646 |
| 事业基金 | 182 216 | 136 838 | -259 768 | -278 768 |
| 固定基金 | 782 347 | 881 445 | 1 309 529 | 1 342 929 |
| 专用基金 | 84 940 | 44 598 | 20 564 | 26 556 |
| 待分配结余 | -317 638 | -250 251 | -44 801 | -164 070 |

S 镇卫生院近 4 年收入支出情况，见表 5-20。

**表 5-20　S 镇卫生院近 4 年收入支出情况**

（单位：元）

| 项目 | 2000 年末 | 2001 年末 | 2002 年末 | 2003 年末 |
|---|---|---|---|---|
| 收入总计 | 835 758 | 1 031 568 | 1 650 483 | 1 729 960 |
| 财政补助收入 | 119 500 | 93 200 | 174 000 | 154 000 |
| 上级补贴收入 | | 234 000 | 25 000 | |
| 医疗收入 | 159 012 | 184 102 | 414 990 | 657 518 |
| 药品收入 | 341 394 | 414 303 | 617 915 | 804 808 |
| 其他收入 | 215 852 | 105 963 | 418 578 | 113 634 |
| 支出总计 | 877 571 | 964 180 | 1 445 033 | 1 849 229 |
| 医疗支出 | 519 885 | 558 294 | 812 372 | 1 042 117 |
| 药品支出 | 357 686 | 405 886 | 632 661 | 683 111 |
| 其他支出 | | | | 124 000 |
| 收支结余 | -41 813 | 67 388 | 205 450 | -119 269 |

由表 5-20 可知，在现行政府财政补助的情况下，S 镇卫生院近 4 年来运营状况是“亏—盈—亏”，呈倒“V”字型的波动状态，总体

而言,2000～2003 年 4 年平均每年盈利约 2.8 万元,同时可以看到,政府财政补助每年平均占卫生院收入的 10.3%。

S 镇固定资产评估情况,见表 5-21。

**表 5-21　S 卫生院 2003 年固定资产评估情况**

（单位:元）

| 项目 | 购入时间（年） | 折旧年限 | 账面价值 | 2003 年评估价值 |
|---|---|---|---|---|
| 新院北段临产楼 | 2001 | 20 | 153 255 | 137 930 |
| 新院门诊病房楼 | 2001 | 20 | 45 715 | 41 143 |
| 离心机 | 1995 | 5 | 650 | 0 |
| 离心机 | 2002 | 5 | 400 | 320 |
| 眼科机械（检眼镜片箱） | 1995 | 6 | 1 550 | 0 |
| 压平眼压计 | 1995 | 6 | 1 260 | 0 |
| 照相裂隙灯显微镜 | 1995 | 6 | 15 800 | 0 |
| 婴儿车 | 1996 | 10 | 526 | 158 |
| 口腔手机消毒器 | 1997 | 6 | 860 | 0 |
| 光固化机 | 1997 | 5 | 1 950 | 0 |
| 青霉素皮试仪 | 2002 | 5 | 1 000 | 800 |
| 担架车 | 1996 | 10 | 600 | 180 |
| 担架 | 2002 | 10 | 150 | 135 |
| 三维脑电地形图仪 | 1997 | 6 | 45 000 | 0 |
| 脱色成形仪 | 1997 | 5 | 4 800 | 0 |
| 血糖仪 ×2 | 1998 | 5 | 3 600 | 0 |
| 弧形视野计 | 1798 | 6 | 3 200 | 0 |
| y26E 检眼镜 ×1 | 1998 | 6 | 580 | 97 |
| 眼科手术器械包 ×2 | 1998 | 5 | 1 600 | 0 |
| 人工晶体白内障显微器械包 ×1 | 1998 | 6 | 1 800 | 0 |
| 沙眼治疗仪 ×1 | 1998 | 5 | 1 740 | 0 |
| 超声雾化器 ×1 | 1998 | 6 | 650 | 108 |
| 液氮生物容器 ×1 | 1998 | 5 | 1 130 | 0 |
| 妇外两用床 | 1998 | 10 | 600 | 300 |
| 妇外两用床 | 2002 | 10 | 400 | 360 |
| 麻醉机 | 1998 | 5 | 6 370 | 0 |
| 生化分析仪 | 2001 | 5 | 23 840 | 14 304 |
| 恒温冰箱 | 2002 | 5 | 670 | 536 |
| 胎心检测仪 | 2002 | 6 | 800 | 667 |
| 氧气瓶 ×2 | 2002 | 10 | 930 | 837 |
| 氧气瓶、流量表 | 2003 | 10 | 1 400 | 1 400 |
| 外科急救箱 | 2002 | 5 | 780 | 624 |
| 婴儿抢救台 | 2002 | 5 | 5 900 | 4 720 |

（续表）

| 项目 | 购入时间（年） | 折旧年限 | 账面价值 | 2003 年评估价值 |
|---|---|---|---|---|
| 母婴救护仪 | 2003 | 5 | 19 000 | 19 000 |
| 照相机 ×1 | 1996 | 6 | 295 | 0 |
| 防盗门窗 |  | 5 | 11 278 | 0 |
| 燃气灶具 ×1 | 1996 | 5 | 1 032 | 0 |
| 二节柜 ×3 |  | 5 | 1 650 | 0 |
| 写字台 ×1 | 1997 | 5 | 420 | 0 |
| 稳压器 ×1 | 1997 | 5 | 310 | 0 |
| 奇声 VCD ×1 | 2000 | 5 | 600 | 360 |
| 变压器 |  | 5 | 22 500 | 0 |
| 水泵 | 2001 | 5 | 700 | 420 |
| 办公家具 |  | 5 | 25 270 | 0 |
| 汉白玉喷泉 | 2001 | 20 | 17 800 | 16 020 |
| 护士站、木桌台 | 2001 | 5 | 1 000 | 600 |
| 床垫 | 2001 | 5 | 6 300 | 3 780 |
| 不锈钢伸缩门 | 2001 | 5 | 17 040 | 10 224 |
| 病房护理通信系统 ×2 | 2002 | 10 | 9 500 | 8 550 |
| 锅炉 | 2002 | 5 | 6 638 | 5 310 |
| 配电屏 | 2002 | 5 | 3 540 | 2 832 |
| 不锈钢宣传栏 | 2002 | 5 | 1 600 | 1 280 |
| 懒汉锅炉 | 2002 | 5 | 5 000 | 4 000 |
| 空调 | 2002 | 5 | 10 583 | 8 466 |
| 洗衣机 | 2002 | 5 | 720 | 576 |
| 合计 |  |  | 492 281 | 286 037 |

注：其中房产和递延资产按 1993 年财政部发布的《企业会计制度》中规定的年限提取折旧；专业设备评估是按照 1998 年卫生部发布的《医院财务制度》规定的《医院专用设备提取年限表》中规定的年限提取折旧，“评估”部分基本与折旧后剩下的价值相等。

2003 年资产负债表中固定资产值为 1 399 080.77，但卫生院台账中所有固定资产累积值是 492 281.37。相差 906 799.4 元，院方坦言，会计更换时有漏登存在。本评估采用了台账中所有固定资产合计数。

这种处理方法明显低估了资产总值，实际多数房地产、仪器设备仍有使用价值，做详细评估时，资产总值必然高于本评估值。

调整后的资产负债表，见表5-22。

**表5-22 调整后S镇卫生院近4年资产负债情况**

（单位：元）

| | 2003年年末 |
|---|---|
| 资产合计 | 2 940 107 |
| 流动资产合计 | 2 654 070 |
| 其中：货币资金 | 55 548 |
| 其他应收款 | 2 544 822 |
| 存货 | 53 700 |
| 固定资产 | 286 037 |
| 负债合计 | 3 107 586 |
| 流动负债合计 | 3 107 586 |
| 其中：短期借款 | 0 |
| 应付账款 | 11 620 |
| 应付工资 | 31 557 |
| 其他应付款 | 3 043 588 |
| 应付社会保障金 | 20 821 |
| 固定负债 | 0 |
| 所有者权益 | －167 479 |

表中值只是粗略概算，资产评估应按照市场价格对固定资产进行评估。

表5-22、表5-23中固定资产，是在没有考虑地产情况下算得，由于地产通常是增值的，所以这种处理方法明显低估了资产总值。资产总值必然存在且高于表中计算值，按照真实值计算出的亏损还将更大，由于真实值无法确定，且表中计算值得出的结果已经足够说明问题，本研究采取了表中计算值，特此说明。

2. 剥离财政补助后的运营状况

剥离财政补助后S镇卫生院的运营状况，见表5-23。

**表5-23 剥离了财政补助后近4年S镇卫生院业务收支情况**

（单位：元）

| 项目 | 2000年末 | 2001年末 | 2002年末 | 2003年末 |
|---|---|---|---|---|
| 收入总计 | 716 258 | 704 368 | 1 451 483 | 1 575 960 |
| 医疗收入 | 159 012 | 184 102 | 414 990 | 657 518 |
| 药品收入 | 341 394 | 414 303 | 617 915 | 804 808 |
| 其他收入 | 215 852 | 105 963 | 418 578 | 113 634 |

（续表）

| 项目 | 2000 年末 | 2001 年末 | 2002 年末 | 2003 年末 |
|---|---|---|---|---|
| 支出总计 | 877 571 | 964 180 | 1 445 033 | 1 849 229 |
| 医疗支出 | 519 885 | 558 294 | 812 372 | 1 042 117 |
| 药品支出 | 357 686 | 405 886 | 632 661 | 683 111 |
| 其他支出 | | | | 124 000 |
| 营业利润 | -161 313 | -259 812 | 6 450 | -273 269 |
| 营业外收入 | | | | 3 043 588 |
| 营业外支出 | | | | 8 672 |
| 净利润 | -161 313 | -259 812 | 6 450 | 2 761 648 |

由表 5-23 可知，在剥离了政府财政补助之后，S 镇卫生院，近 4 年平均每年营业利润为 -17.1 万元左右。在调查中了解到，卫生院的医疗欠费在“应收医疗款”账户下处理，该账户款项实际上是收不回来的，同时“其他应付款”有多年结转下来的和借贷的，卫生院也不支出这笔款项。鉴于以前卫生院都没有提取坏账准备，在处理过程中将确定下来属于收不回来的款项和卫生院长期积欠的款项均分年列入营业外收入和营业外支出科目处理。实际评估的资产负债情况时将那部分列入呆账准备。由于呆账对净利润的影响较大，考虑到随着各项规章制度的完善和落实到位，以后这类现象会很少或不会发生，所以计算实际利润时，按营业利润计算。

**案例二：A 县 J 乡卫生院**

A 县 J 乡是 A 县经济发展水平中等的一个乡。经过考察，我们发现在现行会计制度下，在政府财政补助占总收入 16.5%，J 乡卫生院近 4 年来运营状况基本能达到收支平衡，并略有结余，总体而言，2000～2003 年 4 年总的收支结余 7.9 万。如果取消财政补助，J 乡卫生院，近 4 年平均每年亏损约 5.3 万元。但就其发展趋势而言，亏损额逐年减少，其生存发展能力有所加强。但如果考虑要求相应的资产回报，那么，J 乡卫生院净产出约 -5.6 万元，其实际经营状况不容乐观。

1. 现有会计制度下的运营状况

J 乡卫生院近 4 年来的资产负债情况，见表 5-24。

**表 5-24　按照原有会计制度 J 乡卫生院近 4 年资产负债情况**

（单位：元）

| 项目 | 2000 年末 | 2001 年末 | 2002 年末 | 2003 年末 |
|---|---|---|---|---|
| 资产合计 | 539 007 | 634 547 | 739 558 | 760 606 |
| 流动资产合计 | 167 552 | 167 393 | 161 457 | 182 505 |
| 其中货币资金 | 26 217 | 29 792 | 13 885 | 5 040 |
| 应收医疗款 | 6 670 | 6 670 | 6 670 | 6 670 |
| 其他应收款 | 74 247 | 83 338 | 98 368 | 121 296 |
| 药品 | 52 692 | 35 650 | 28 766 | 34 635 |
| 减药品进销差价 | 11 543 | 7 325 | 5 500 | 4 404 |
| 库存物资 | 19 269 | 19 269 | 19 269 | 19 269 |
| 固定资产 | 371 456 | 467 155 | 578 101 | 578 101 |
| 负债及净资产合计 | 539 007 | 634 547 | 739 558 | 760 606 |
| 负债合计 | 165 394 | 210 820 | 304 927 | 246 274 |
| 流动负债 | 165 394 | 210 820 | 304 927 | 246 274 |
| 其中短期借款 | 0 | 0 | 0 | 0 |
| 应付账款 | 0 | 0 | 0 | 0 |
| 应付工资 | 1 816 | 16 248 | 9 054 | 45 565 |
| 应付社会保障费 | 0 | 0 | 0 | 0 |
| 其他应付款 | 163 578 | 194 572 | 295 873 | 200 710 |
| 固定负债 | 0 | 0 | 0 | 0 |
| 净资产合计 | 373 613 | 423 728 | 434 631 | 514 332 |
| 事业基金 | 51 198 | 51 197 | 51 197 | 121 310 |
| 固定基金 | 148 450 | 148 450 | 224 386 | 224 386 |
| 专用基金 | 173 965 | 225 395 | 159 047 | 168 635 |
| 待分配结余 | 0 | －1 315 | 0 | 0 |

J 乡卫生院近 4 年收入支出情况，见表 5-25。

**表 5-25　按照原有会计制度 J 乡卫生院近 4 年收入支出情况**

（单位：元）

| 项目 | 2000 年末 | 2001 年末 | 2002 年末 | 2003 年末 |
|---|---|---|---|---|
| 收入总计 | 227 335 | 321 706 | 359 002 | 472 354 |
| 财政补助收入 | 67 000 | 40 000 | 25 000 | 96 000 |
| 上级补助 | 0 | 50 000 | 15 000 | 0 |
| 医疗收入 | 23 350 | 31 657 | 67 878 | 110 162 |
| 药品收入 | 65 271 | 86 847 | 138 510 | 140 691 |
| 其他收入 | 71 714 | 113 202 | 112 614 | 125 502 |
| 支出总计 | 218 008 | 323 021 | 357 687 | 402 242 |
| 医疗支出 | 162 481 | 252 386 | 260 593 | 295 565 |
| 药品支出 | 55 527 | 70 634 | 97 094 | 106 677 |
| 收支结余 | 9 327 | －1 315 | 1 315 | 70 113 |

由表5-25可知,在政府财政补助占总收入21.2%的情况下,J乡卫生院近4年来运营状况基本能达到收支平衡,并略有结余,总体而言,2000～2003年4年总的收支结余7.9万。

2. J固定资产评估情况,见表5-26

表5-26 J乡卫生院近4年固定资产评估情况

(单位:元)

| 项目 | 购入时间(年) | 折旧年限 | 账面价值 | 2003年 |
| --- | --- | --- | --- | --- |
| X光 | 1992 | 6 | 32 000 | 0 |
| B超 | 1999 | 6 | 30 000 | 10 000 |
| 心电图 | 1999 | 5 | 5 000 | 1 000 |
| 微机 | 2001 | 5 | 10 000 | 6 000 |
| 打字机 | 2001 | 5 | 2 000 | 1 200 |
| 洗胃机 | 2000 | 5 | 1 800 | 720 |
| 麻醉机 | 1999 | 5 | 5 000 | 1 000 |
| 传真机 | 2003 | 10 | 1 240 | 1 240 |
| 手术床 | 1999 | 5 | 800 | 160 |
| 产床 | 1999 | 5 | 1 000 | 200 |
| 电动吸引器 | 1999 | 5 | 650 | 130 |
| 脚踏吸引器 | 2003 | 5 | 243 | 243 |
| 多普勒胎心仪 | 2002 | 6 | 870 | 725 |
| 显微镜 | 1991 | 6 | 600 | 0 |
| 高压消毒锅 | 2003 | 6 | 450 | 450 |
| 冰箱 | 1989 | 5 | 2 000 | 0 |
| 冰柜 | 2001 | 5 | 2 300 | 1 380 |
| 无影灯 | 1989 | 5 | 500 | 0 |
| 恒温箱 | 2000 | 10 | 750 | 525 |
| 保险柜 | 1988 | 10 | 500 | 0 |
| 五节档案柜 | 1994 | 5 | 700 | 0 |
| 二斗桌 |  | 5 | 1 750 | 0 |
| 木床 |  | 5 | 2 520 | 0 |
| 中药柜 |  | 5 | 1 000 | 0 |
| 吊扇 |  | 5 | 2 800 | 0 |
| 三斗桌 |  | 10 | 1 080 | 0 |
| 灭火器 |  | 5 | 1 200 | 0 |
| 文件柜(大) |  | 5 | 900 | 0 |

（续表）

| 项目 | 购入时间（年） | 折旧年限 | 账面价值 | 2003 年 |
|---|---|---|---|---|
| 文件柜（小） | | 5 | 180 | 0 |
| 连椅 | | 5 | 200 | 0 |
| 椅子 | | 5 | 440 | 0 |
| 课桌 | | 5 | 375 | 0 |
| 板凳 | | 5 | 90 | 0 |
| 铁床 | | 5 | 140 | 0 |
| 表 | | 5 | 75 | 0 |
| 藤椅 | | 5 | 120 | 0 |
| 会议室连椅 | | 5 | 885 | 0 |
| 床头柜 | | 5 | 40 | 0 |
| 方凳 | | 5 | 50 | 0 |
| 方桌 | | 5 | 32 | 0 |
| 圆桌 | | 5 | 90 | 0 |
| 西药台 | | 5 | 300 | 0 |
| 西药架 | | 5 | 120 | 0 |
| 中药架 | | 5 | 60 | 0 |
| 中药台 | | 5 | 50 | 0 |
| 冷藏包 | | 5 | 60 | 0 |
| 乒乓球案 | | 5 | 90 | 0 |
| 木箱 | | 5 | 100 | 0 |
| 煤球火 | | 5 | 140 | 0 |
| 窗帘 | | 5 | 470 | 0 |
| 落地扇 | | 5 | 120 | 0 |
| 饮水机 | | 5 | 166 | 0 |
| 铝合金架 | | 5 | 600 | 0 |
| 铝合金柜台 | | 5 | 100 | 0 |
| 胶鞋 | | 2 | 150 | 0 |
| 稳压器 | | 5 | 210 | 0 |
| 电暖器 | | 5 | 70 | 0 |
| 电话机 | | 5 | 70 | 0 |
| 茶几 | | 5 | 80 | 0 |
| 沙发 | | 5 | 300 | 0 |
| 铝壶 | | 5 | 36 | 0 |
| 暖瓶 | | 5 | 60 | 0 |

（续表）

| 项目 | 购入时间（年） | 折旧年限 | 账面价值 | 2003 年 |
|---|---|---|---|---|
| 塑料盆 | | 5 | 10 | 0 |
| 灰斗 | | 5 | 16 | 0 |
| 塑料桶 | | 5 | 75 | 0 |
| 中药克称 | | 5 | 30 | 0 |
| 大称 | | 5 | 10 | 0 |
| 药碾的 | | 5 | 30 | 0 |
| 对臼 | | 5 | 20 | 0 |
| 塑料壶 | | 5 | 5 | 0 |
| 验钞机 | | 5 | 30 | 0 |
| 枕头 | | 5 | 9 | 0 |
| 枕巾 | | 5 | 6 | 0 |
| 褥子 | | 5 | 75 | 0 |
| 床垫 | | 5 | 160 | 0 |
| 床单 | | 5 | 42 | 0 |
| 被子 | | 5 | 150 | 0 |
| 被罩 | | 5 | 56 | 0 |
| 南房 | 1998 | 20 | 76 050 | 57 038 |
| 东房 | 1999 | 20 | 202 368 | 161 894 |
| 西房 | 1999 | 20 | 151 280 | 121 024 |
| 东房北头 | 1989 | 20 | 17 515 | 5 255 |
| 北房 | 2003 | 20 | 73 098 | 73 098 |
| 东房（家属院） | 1994 | 20 | 46 029 | 25 316 |
| 合计 | | | 682 786 | 468 597 |

注：其中房产和递延资产按 1993 年财政部发布的《企业会计制度》中规定的年限提取折旧；专业设备评估是按照 1998 年卫生部发布的《医院财务制度》规定的《医院专用设备提取年限表》中规定的年限提取折旧，“评估”部分基本与折旧后剩下的价值相等。账面价值多出 104 685 元，系登记在册的已摊销的递延资产。表中值只是粗略概算，资产评估应按照市场价格对固定资产进行评估。

表 5-26、表 5-27 中固定资产，是在没有考虑地产，以及对购入年限不详的均作零处理的情况下算得，由于地产通常是增值的，所以这种处理方法明显低估了资产总值。资产总值必然存在且高于表中计算值，按照真实值计算出的亏损还将更大，由于真实值无法确定，且表中计算值得出的结果已经足够说明问题，本研究采取了

表中计算值，特此说明。

调整后J乡卫生院资产负债情况，见表5-27。

**表5-27　调整后J乡卫生院2003年资产负债情况**

（单位：元）

| 项目 | 2003年末 |
|---|---|
| 资产合计 | 644 433 |
| 流动资产合计 | 175 836 |
| 其中：货币资金 | 5 040 |
| 其他应收款 | 121 296 |
| 药品 | 34 635 |
| 减药品进销差价 | 4 404 |
| 存货 | 19 269 |
| 固定资产 | 468 597 |
| 负债合计 | 45 565 |
| 流动负债合计 | 45 565 |
| 其中：短期借款 | 0 |
| 应付账款 | 0 |
| 应付工资 | 45 565 |
| 应付社会保障金 | 0 |
| 固定负债 | 0 |
| 所有者权益 | 598 868 |

3．剥离财政补助后的运营状况

剥离财政补助后J乡卫生院的收支情况，见表5-28。

**表5-28　剥离了财政补助后J乡卫生院收支情况**

（单位：元）

| | | | | |
|---|---|---|---|---|
| 收入总计 | 160 335 | 231 706 | 319 002 | 376 354 |
| 医疗收入 | 23 350 | 31 657 | 67 878 | 110 162 |
| 药品收入 | 65 271 | 86 847 | 138 510 | 140 691 |
| 其他收入 | 71 714 | 113 202 | 112 614 | 125 502 |
| 支出总计 | 218 008 | 323 021 | 357 687 | 402 242 |
| 医疗支出 | 162 481 | 252 386 | 260 593 | 295 565 |
| 药品支出 | 55 527 | 70 634 | 97 094 | 106 677 |
| 营业利润 | －57 673 | －91 315 | －38 685 | －25 887 |

从表5-28可以看到，在剥离了政府财政补助之后，J乡卫生院近4年平均每年亏损约5.3万元。但就其发展趋势而言，亏损额逐

年减少。在调查中了解到，卫生院的医疗欠费在“应收医疗款”账户下处理，该账户款项实际上是收不回来的，同时“其他应付款”有多年结转下来的和借贷的，卫生院也不支出这笔款项。鉴于以前卫生院都没有提取坏账准备，在处理过程中将确定下来属于收不回来的款项和卫生院长期积欠的款项均分摊到营业外收入和营业外支出科目处理。实际评估的资产负债情况时将那部分列入坏账准备。由于呆账对净利润的影响较大，考虑到随着各项规章制度的完善和落实到位，以后这类现象会很少或不会发生，所以计算实际利润时，按营业利润计算。

4. 考虑到资产回报要求后的运营状况

考虑到资产回报要求后，J 乡卫生院的收支情况，见表 5-29。

**表 5-29　在要求资产回报的情况下 J 乡卫生院经营情况**

（单位:元）

| | 2003 年末 |
|---|---|
| 净资产 | 598 868 |
| 净利润 | －25 887 |
| 5%（单利）要求资产回报 | 29 943 |
| 净产出 | －55 830 |

由上表可知，再考虑到资产回报后，J 乡卫生院约亏损 5.6 万元，其实际经营状况不容乐观。

**案例三：A 县 M 乡卫生院**

A 县 M 乡是 A 县经济发展比较差的一个乡，通过考察发现，M 乡卫生院在现行会计制度下，财政补助平均占到了卫生院总收入的13.8%。近 4 年中 M 乡卫生院运营趋势除 2002 年略有结余（1000 多元）2003 年出现亏损局面。如果没有财政补助，就 M 乡卫生院运营而言将每年平均亏损 3.9 万元；若考虑到资产回报的问题后，M 乡卫生院每年平均亏损 4.7 万元。并且这是在没有考虑到乡镇卫生院所占用的国家的土地和房屋的价值所作的评估，如果再考虑到房产和地产，M 乡卫生院的亏损将进一步加大。

1. 现有会计制度下运营状况

近 4 年 M 乡卫生院的资产负债情况，见表 5-30。

**表 5-30　按照原有会计制度 M 乡卫生院 4 年资产负债情况**

（单位:元）

| 项目 | 2000 年末 | 2001 年末 | 2002 年末 | 2003 年末 |
|---|---|---|---|---|
| 资产合计 | 474 119 | 468 333 | 471 875 | 480 886 |
| 流动资产合计 | 104 817 | 92 893 | 95 412 | 103 223 |
| 其中货币资金 | 39 494 | 29 683 | 50 236 | 42 770 |
| 应收医疗款 | 9 587 | 9 587 | 9 587 | 9 587 |
| 其他应收款 | 35 763 | 39 031 | 14 902 | 23 362 |
| 药品 | 7 306 | 7 278 | 8 909 | 17 001 |
| 减药品进销差价 | 1 310 | 7 064 | 2 599 | 3 874 |
| 库存物资 | 13 977 | 14 377 | 14 377 | 14 377 |
| 固定资产 | 369 302 | 370 440 | 371 463 | 372 663 |
| 净资产及负债合计 | 474 119 | 468 333 | 471 875 | 480 886 |
| 负债合计 | 40 505 | 47 301 | 34 047 | 28 992 |
| 流动负债 | 40 505 | 47 301 | 34 047 | 28 992 |
| 其中短期借款 | 0 | 0 | 0 | 0 |
| 应付账款 | 0 | 0 | 0 | 0 |
| 应付工资 | 0 | 0 | 0 | 0 |
| 预提费用 | 1 483 | 742 | 63 | 63 |
| 应付社会保障费 | 0 | 0 | 0 | 0 |
| 其他应付款 | 39 022 | 46 559 | 33 984 | 28 929 |
| 固定负债 | 0 | 0 | 0 | 0 |
| 净资产合计 | 433 614 | 421 033 | 437 828 | 452 345 |
| 事业基金 | 40 120 | 40 121 | 41 381 | 41 381 |
| 固定基金 | 369 302 | 370 440 | 371 463 | 372 663 |
| 专用基金 | 24 192 | 10 472 | 24 984 | 38 300 |
| 待分配结余 | 0 | 0 | 0 | -451 |

按照原有会计制度 M 乡卫生院 4 年收入支出情况，见表 5-31。

**表 5-31　按照原有会计制度 M 乡卫生院 4 年收入支出情况**

（单位:元）

| 项目 | 2000 年末 | 2001 年末 | 2002 年末 | 2003 年末 |
|---|---|---|---|---|
| 收入总计 | 204 821 | 233 393 | 246 066 | 307 984 |
| 财政补助收入 | 49 332 | 21 500 | 23 000 | 33 000 |
| 上级补助 | 6 000 | 10 000 | 15 000 | 0 |
| 医疗收入 | 26 204 | 38 615 | 56 200 | 105 757 |
| 药品收入 | 86 570 | 99 973 | 91 871 | 80 276 |
| 其他收入 | 36 715 | 63 305 | 59 995 | 88 951 |
| 支出总计 | 204 821 | 233 393 | 244 806 | 308 435 |
| 医疗支出 | 115 408 | 142 149 | 177 227 | 230 021 |
| 药品支出 | 69 413 | 90 544 | 67 579 | 58 322 |
| 其他支出 | 20 000 | 700 | 0 | 20 092 |
| 收支结余 | 0 | 0 | 1 260 | -451 |

由表5-31可见,财政补助平均占到了卫生院收入的13.8%。近4年中M乡卫生院运营趋势除2002年略有结余(1000多元)2003年出现亏损局面。

2. M乡卫生院固定资产评估情况:见表5-32

表5-32 M乡卫生院固定资产评估情况

| 项目 | 购入时间(年) | 折旧年限 | 账面价值(元) | 2003年评估值 |
|---|---|---|---|---|
| 房屋建筑物 | 1993 | 20 | 292 702 | 204 891 |
| M东瓦房 | 1980 | 20 | 36 000 | 0 |
| M西瓦房 | 1976 | 20 | 16 200 | 0 |
| M北房 | 1976 | 20 | 17 820 | 0 |
| M围墙 | 1976 | 20 | 2 700 | 0 |
| 东楼房 | | 20 | 203 184 | 0 |
| 新购200毫安X光机 | 1995 | 6 | 15 000 | 0 |
| 洗胃机、A超各一台 | | 6 | 650 | 0 |
| 一般专业设备 | | 6 | 71 900 | 0 |
| 被服类 | | 5 | 2 911 | 0 |
| 其他 | | | 1 070 | 0 |
| 无形资产(软件、会计软件) | | 5 | 5 000 | 0 |
| 200毫安X光机×1 | | 6 | | 0 |
| 洗胃机、A超各一台(坏) | | 6 | | 0 |
| B超机×1 | | 6 | | 0 |
| 传真机 | | | | 0 |
| 合计 | | | 665 136 | 204 891 |

注:其中房产和递延资产按1993年财政部发布的《企业会计制度》中规定的年限提取折旧;专业设备评估是按照1998年卫生部发布的《医院财务制度》规定的《医院专用设备提取年限表》中规定的年限提取折旧,"评估"部分基本与折旧后剩下的价值相等。

表中值只是粗略概算,资产评估应按照市场价格对固定资产评估进行评估。

表5-32、表5-33中固定资产,是在没有考虑地产,以及对购入年限不详的均作零处理情况下算得,由于地产通常是增值的,所以这种处理方法明显低估了资产总值。资产总值必然存在且高于表中计算值,按照真实值计算出的亏损还将更大,由于真实值无法确定,且表中计算值得出的结果已经足够说明问题,本研究采取了表中计算值。此表中固定资产账面价值较账面多出292 473元。系

已摊销的递延资产也包括在内。

调整后M乡卫生院2003年资产负债情况

表5-33 调整后M乡卫生院2003年资产负债情况

（单位：元）

| 项目 | 2003年末 |
| --- | --- |
| 资产合计 | 298 527 |
| 流动资产合计 | 93 636 |
| 其中：货币资金 | 42 770 |
| 其他应收款 | 23 362 |
| 药品 | 13 127 |
| 存货 | 14 377 |
| 固定资产 | 204 891 |
| 负债合计 | 28 992 |
| 流动负债合计 | 28 992 |
| 其中：短期借款 | 0 |
| 应付账款 | 0 |
| 应付工资 | 0 |
| 应付社会保障金 | 0 |
| 固定负债 | 0 |
| 待分配结余 | －415 |
| 所有者权益 | 269 120 |

3. 剥离财政补助后的运营状况

调整后近4年M乡卫生院资产负债情况，见表5-34。

表5-34 剥离了财政补助后M乡卫生院收支情况

（单位：元）

| 项目 | 2000年末 | 2001年末 | 2002年末 | 2003年末 |
| --- | --- | --- | --- | --- |
| 一：收入总计 | 149 489 | 201 893 | 208 066 | 274 984 |
| 医疗收入 | 26 204 | 38 615 | 56 200 | 105 757 |
| 药品收入 | 86 570 | 99 973 | 97 871 | 80 276 |
| 其他收入 | 36 715 | 63 305 | 59 995 | 88 951 |
| 二：支出总计 | 204 821 | 233 393 | 244 806 | 308 435 |
| 医疗支出 | 115 408 | 142 149 | 177 227 | 230 021 |
| 药品支出 | 69 413 | 90 544 | 67 579 | 58 322 |
| 其他支出 | 20 000 | 700 | 0 | 20 092 |
| 三：营业利润 | －55 332 | －31 500 | －36 740 | －33 451 |

表5-34说明了在近4年里，如果没有财政补助，就M乡卫生院运营而言将每年平均亏损3.9万元。

4. 考虑要求资产回报后的运营状况

考虑要求资产回报后的M乡卫生院收支状况，见表5-35。

表5-35 在要求资产回报的情况下M乡卫生院经营情况

（单位：元）

| 项目 | 2003年末 |
| --- | --- |
| 净资产 | 269 120 |
| 净利润 | －33 451 |
| 5%（单利）要求资产回报 | 13 456 |
| 净产出 | －46 907 |

由上表可知，若考虑到资产回报的问题后，M乡卫生院每年平均亏损4.7万元。这对于本就捉襟见肘的地方财政会是一个很大的负担。

## 附录1：河南A县基本情况（摘自其门户网站）

A县，地处中原，位于豫之北陲。交通便利，经济发达，资源丰富。全县东西长73.75公里，南北长44公里，总面积1 202平方公里，耕地面积71 170公顷。2003年底全县总人口92.59万人。辖7镇，14乡，608个村委会。2003年全县生产总值47.7亿元，人均生产总值5 163元，经济实力在河南省109个县（市）中居第16位；财政预算收入2.5亿元，居河南省第8位。

## 附录2：调研手记

A县卫生局局长访谈纪要

7月29日下午，此次考察小组到达河南省A县，第一站便是到A县卫生局与局长进行访谈。访谈主要就乡镇卫生院的生存和发展问题展开。

局长认为在非典之后，国家对卫生的重视程度有所提高，但是仍然不够。主要表现在卫生政策不够明确，优惠政策并没有使人们真正得到优惠。另外，下级对于政策文件的执行，更多是忙于应付检查，经营状况紧张，资金不能到位，使得许多工作只是务虚，而非务实。目前乡村医生对乡镇卫生院的冲击大，同时卫生院又无法与县医院竞争，有的甚至是乡镇卫生院的设备还不如个体医生。卫生院的症结在于体制不活。A 县已经有乡镇卫生院承包出去，对于规模比较小的卫生院，这种承包其实没造成国有资产流失，但是对于大的卫生院，这样的承包可能甚至不能保值。至于萧山卫生院的改革方案，局长认为，很重要一方面原因是萧山的人均收入高，人们有可能买下乡镇卫生院，并且包下职工工资。但内地人民收入显然没有可能进行这样的投资。而且市场准入很难。局长还认为，现在国家对个体诊所放得太宽，使乡镇卫生院未来的垄断地位动摇。卫生院设备陈旧，经营不佳，机制不活，经费不够，卫生院效益低、收入低，使得积极性降低。同时卫生院中还有很多学历很低的人员，使得卫生院诊疗质量下降。如果卫生院进行改制，那么最好是全国一步到位的改革，硬性规定会比较有效果；但要注意下岗职工的生活问题等一系列社会问题。

### S 镇卫生院访谈纪要

S 镇是 A 县经济水平比较高的一个镇，农业人口 8 万左右。卫生院新址于 2001 年建成，占地 10 亩。现有 200 万外债，主要是建院花费。2003 年卫生院收入 160 万，其中 70% 药品收入。现有职工 87 人，院长认为实际 50 人足够。退休 9 人，无力支付社会保险等。日门诊量 100 多人，月医疗收入 11 万～12 万，病床 20 张，使用率 50% 左右。跨镇就诊的比较多，而本镇的人多去县医院就诊。S 镇医疗资源过剩，离县第一人民医院 11 公里，矿务局总医院 0.5 公里。院长对医院的资产评估为 400 万元，会计评估 500 万元。虽然 S 镇卫生院情况已经算比较好的，但是医生们还是愿意跳槽。

### J 镇卫生院访谈纪要

J 镇卫生院的院长是今年刚刚竞聘上岗的。J 镇卫生院新址已经使用大约 5 年，至今仍欠有外债。现在医院负债 23 万，主要是建房、药款、管理不善造成。注册资产 51.4 万。如果拍卖，贾院长认为大约值20万。在编人员18人,退休3人。医院有3个病房6张病床,使用率60%左右。医院工资每月发放60%,社会保险已经欠款3年,2003年还有半年工资没有发放。J镇大约人口4万人。J镇卫生院日门诊量约10人,主要是妇幼、外科门诊。目前看来18人的编制太多,13人足够,其中3人负责防保。每月给村医开3次例会,主要传达文件、计免宣传、食品卫生监督、乡村医生管理。

该院贾院长认为乡镇卫生院未来的前景还是可以的,如果剥离防保会更好。我们还采访了一个已经工作了26年的老医生,她对乡镇卫生院的前景并不看好。

### M乡访谈纪要

M乡是A县经济发展比较弱的一个乡,其地理位置偏僻,在山区,地下40米深都找不到水,居民存在一定程度的吃水难问题,住户家中多以水窖备水。由于水中含氟量高,当地居民多患齿疾。人口2.76万。院长估计卫生院总资产值50万。M乡卫生院占地10亩,其中新楼是1995年盖的。医院基本没有负债。现有员工14人,4人负责计免。日门诊量20人,主要是儿科疾病,以及腹泻感冒等。医院基本没有负债,但是只能发30%工资。每月给村医开3次例会,主要宣传政策、技术培训。院长对于把医院承包出去的前途并不看好。认为医院最缺少的是人才和设备。

**三种常见药品的价格,以及药店药价对比**

| 项目 | 阿莫西林 | 三七片 | 五福心脑清软胶囊 |
|---|---|---|---|
| M乡卫生院 | 邦宁制药(0.125*12袋)3元/盒 | 吉林翔龙制药(40片)1.5元/包 | 4g*100 19元/瓶 石家庄神威药业 |
| S卫生院 | 江苏豪森(0.25*50)10元/盒 | 白云山制药(0.25*50)2.1元/瓶 | 4g*100 24元/瓶 石家庄神威药业 |
| J卫生院 | 白云山制药(0.25g*50)9元/盒 | 河南龟山神草制药(40片)1.3元/瓶 | 4g*100 20元/瓶 石家庄神威药业 |
| 药店 | 白云山制药(0.25*50)3.5元/盒 | 广西柳州长安制药(40片)1.5元/瓶 | 4g*100 16元/瓶 石家庄神威药业 |

从上表中可以清晰地看出同样是三种药,但价格截然不同。造成价格差的原因既有药品厂家(大小、名声)的不同、剂量的差

异。也存在药品的流通和销售途径不同造成的差异。

如同是阿莫西林,就有三家不同的生产厂家,邦宁制药、江苏豪森、白云山制药,四种不同的价格,其中以药店的最为便宜,都是(0.25 g*50)的,同是白云山制药的阿莫西林药价与卫生院的药价相差为5.5元/盒;即使是加价率最低的卫生院也比药店贵出3元钱。

如果仅仅是由剂量不同,造成药品的差价,完全可以通过宣传广而告之,让百姓知晓。但若是因药品的流通和销售途径,就不难理解农民的选择偏好和原因。

## 二、河南省X县乡镇卫生院考察调研报告

河南省X县2003年在全省109个县的GDP排名中位于第14位,属于河南省经济发展较好的地区之一。X县下辖8个乡镇,经济发展较好的乡镇有2个,中等的有4个,比较弱的有2个。我们根据2003年X县统计年鉴中的数据,分别选取了经济发展情况比较好的X,经济发展水平中等的D,经济发展比较落后的JP作为这次乡镇卫生院考察的个案。财务数据调整分析采用WHM模式分析法:

### 案例一:X县X镇卫生院

X县X镇是X县经济发展较好的一个乡,通过考察发现,X镇卫生院在现行会计制度下,并且在有国家财政补助的情况下,平均每年盈利约4.5万元,同时可以看到,政府财政补助每年平均占卫生院收入的14.8%。在剥离了政府财政补助之后,X镇卫生院由盈利走向亏损,近3年平均每年亏损约15.7万元。就发展趋势而言,亏损额还是逐年减少的,而且额度较大。在考虑到资产回报率后,X镇卫生院年亏损约12.7万元。也就是说,卫生院不仅没有给社会创造任何经济收益,反而消耗掉了大量的社会资源。

1. 现行会计制度下的运营情况

X镇卫生院资产负债情况,见表5-36。

表 5-36　X 镇卫生院资产负债情况表　（单位:元）

| 项目 | 2001 年末 | 2002 年末 | 2003 年末 |
|---|---|---|---|
| 资产合计 | 1 949 366 | 2 161 210 | 1 708 919 |
| 流动资产合计 | 807 728 | 992 190 | 438 254 |
| 其中货币资金 | 552 500 | 291 157 | 212 468 |
| 应收医疗款 | 13 247 | 2 535 | 46 091 |
| 其他应收款 | 53 516 | 534 379 | 51 989 |
| 药品 | 212 263 | 184 142 | 100 004 |
| 减药品进销差价 | 76 108 | 64 514 | 21 021 |
| 库存物资 | 53 937 | 46 120 | 50 352 |
| 固定资产 | 1 141 638 | 1 169 020 | 1 270 665 |
| 负债及净资产合计 | 1 949 366 | 2 161 210 | 1 708 919 |
| 负债合计 | 1 197 791 | 1 281 537 | 577 047 |
| 流动负债 | 1 197 791 | 1 281 537 | 577 047 |
| 其中短期借款 | 0 | 0 | 68 077 |
| 应付账款 | 254 163 | 212 590 | 0 |
| 应付工资 | 81 778 | 72 238 | 0 |
| 应付社会保障费 | 0 | 0 | 0 |
| 其他应付款 | 821 132 | 935 277 | 433 253 |
| 固定负债 | 0 | 0 | 0 |
| 净资产合计 | 751 575 | 879 673 | 1 131 872 |
| 事业基金 | －2 600 | 0 | 0 |
| 固定基金 | 1 141 638 | 1 169 020 | 1 270 665 |
| 专用基金 | －163 326 | －67 544 | －34 995 |
| 待分配结余 | －224 137 | －221 803 | －103 798 |

注:该院原始报表资产负债表不平衡。

近 3 年 X 镇卫生院的收支情况,见表 5-37。

表 5-37　近 3 年 X 镇卫生院收支情况　（单位:元）

| 项目 | 2001 年末 | 2002 年末 | 2003 年末 |
|---|---|---|---|
| 收入总计 | 1 445 113 | 1 613 994 | 1 628 240 |
| 财政补助收入 | 258 000 | 215 000 | 218 581 |
| 医疗收入 | 639 612 | 671 909 | 738 943 |
| 药品收入 | 513 219 | 468 017 | 491 357 |
| 其他收入 | 34 282 | 259 068 | 179 359 |
| 支出总计 | 1 430 130 | 1 611 660 | 1 510 235 |
| 医疗支出 | 961 673 | 1 260 621 | 1 102 349 |
| 药品支出 | 468 457 | 351 039 | 374 305 |
| 财政专项支出 | | | 33 581 |
| 收支结余 | 14 983 | 2 334 | 118 005 |

由上表可知,在有政府财政补助的情况下,X 镇卫生院近 3 年来保持盈利,平均每年盈利约 4.5 万元,同时可以看到,政府财政补助每年平均占卫生院收入的 14.8%。

调整后的资产负债表,见表 5-38。

**表 5-38 调整后 X 镇卫生院资产负债表** (单位:元)

| | 2003 年末 |
|---|---|
| 资产合计 | 1 664 457 |
| 流动资产合计 | 393 792 |
| 其中:货币资金 | 212 468 |
| 其他应收款 | 51 989 |
| 存货 | 129 335 |
| 固定资产 | 1 270 665 |
| 负债合计 | 68 077 |
| 流动负债合计 | 68 077 |
| 其中:短期借款 | 68 077 |
| 应付账款 | 0 |
| 应付工资 | 0 |
| 应付社会保障金 | 0 |
| 固定负债 | 0 |
| 未分配结余 | -103 798 |
| 所有者权益 | 1 492 582 |

关于 X 镇卫生院固定资产评估情况,由于我们没有拿到 X 镇卫生院的固定资产台账,所以无法取得具体数据,根据卫生院一般的财务报表,采信该院院长、副院长、会计的综合评估值大约 133 万元。

2. 剥离财政补助后的运营状况

剥离财政补助后 X 镇卫生院的运营状况,见表 5-39。

**表 5-39 剥离财政补助后 X 镇卫生院的运营状况**

(单位:元)

| 项目 | 2001 年末 | 2002 年末 | 2003 年末 |
|---|---|---|---|
| 收入总计 | 1 202 071 | 1 419 545 | 1 424 617 |
| 预防保健补贴 | 14 958 | 20 551 | 14 958 |
| 医疗收入 | 639 612 | 671 909 | 738 943 |
| 药品收入 | 513 219 | 468 017 | 491 357 |

（续表）

| 项目 | 2001 年末 | 2002 年末 | 2003 年末 |
| --- | --- | --- | --- |
| 其他收入 | 34 282 | 259 068 | 179 359 |
| 支出总计 | 1 430 130 | 1 611 660 | 1 476 654 |
| 医疗支出 | 961 673 | 1 260 621 | 1 102 349 |
| 药品支出 | 468 457 | 351 039 | 374 305 |
| 营业利润 | －228 059 | －192 115 | －52 037 |

进一步对卫生院的收入支出情况进行调整。由于财政拨款没有具体区分医疗和预防保健两种用途，在卫生院的财务报表中也没有分列两类拨款的金额，课题组采取了粗略计算的办法：乡镇卫生院人均年财政补贴数额 * 从事预防保健工作的人数 = 年预防保健补贴总额。

由表 5-39 可知，在剥离了政府财政补助之后，X 镇卫生院由盈利走向亏损，近 3 年平均每年亏损约 15.7 万元。就发展趋势而言，亏损额还是逐年减少的，而且额度较大。

3. 考虑要求资产回报后的运营状况

由于卫生院的运作消耗社会资源，因此，将卫生院视为一个独立进入市场的主体，我们就要考虑卫生院的运转是否使这些资源升值了。也就是从投资的角度考虑，最关心的就是我们投入到卫生院的资本是否获得回报。财务会计上，衡量投资是否有足够回报上，最受关注的问题就是资产回报率。由于现有统计数据的确实，我们以 5%（现行的贷款利率）作为对乡镇卫生院的要求资产回报率。

X 镇卫生院在考虑到资产回报后的运营状况，见表 5-40。

**表 5-40 考虑资产回报后的运营状况** （单位：元）

| | 2003 年末 |
| --- | --- |
| 净资产 | 1 492 582 |
| 净利润 | －52 037 |
| 5%（单利）要求资产回报 | 74 629 |
| 净产出 | －126 666 |

由表 5-40 可以看出，在考虑到资产回报率后，X 镇卫生院年亏损约 12.7 万元。也就是说，卫生院不仅没有给社会创造任何经济收益，反而消耗掉了大量（十二三万元）的社会资源。

## 附录:X 镇访谈纪要

X 镇是 X 县经济条件比较好的一个乡,乡镇卫生院附近比较繁华。X 镇现有农业人口 28 233 人,6 776 户人家,有村医 92 人。

X 镇卫生院同时也是心脑血管的专科卫生院,院长坦言,来此看病的并不是因为这是乡镇卫生院,而是这里的心脑血管专科做得不错,所以看病的病人也不只是 X 一个镇的。但是,X 镇卫生院附近医疗资源过剩,X 市卫生院距此 17 公里,县人民卫生院距此仅有1 500 米。

现在卫生院共有员工 104 人,而编制是 54 人,据院长说 30 个人足够。卫生院的严重超编使得卫生院的运行不是很顺畅,月工资发放率只有 50%,虽然卫生院现在没有负债,但是如果房屋修缮或者改建,那么马上将有负债。卫生院人员膨胀是在乡卫生院乡办乡管之后,并且有很多人是没有相关技术的。

乡卫生院每月给村医开两次例会,专门负责防保的有 4 个人。每月例会主要是布置一下计划免疫的工作,进行国家政策的宣传,以及一定的技术培训。防疫针的接种,是由村医通知到各户,然后集中到卫生院接种。卫生院的日门诊量约有 100 人,比试点新型合作医疗前上升约 20～30 人,卫生院共有 60 张病床,使用率可以达到 60%。病人除了心脑血管疾病之外,近年来妇科疾病患者数量也有上升。去年卫生院年收入约有 130 万,其中 40% 是药品收入。

卫生院固定资产 133 万元,但院长估价现在的卫生院不算土地,大约只值 50 万元。同时我们没有看到卫生院的固定资产台账,只是根据一般的财务报表大致了解。

最后,院长对国家的改革表示充满信心,他们期待着改革带给乡镇卫生院饱满的生命力。

### 案例二:X 县 D 镇卫生院

X 县 D 镇是 X 县经济发展水平中等的一个乡。经过考察,我们发现在现行会计制度下,近 3 年整体而言,平均每年财政补助约占卫生院总收入的 32. 2%。在政府财政补贴逐年递减(52%,

25%，20%）的情况下，D 镇卫生院近 3 年没有亏损，而且，就发展趋势而言，年盈利有显著的增加（2001～2003 年从维持收支平衡到收支结余增加了 110 669 元人民币），且额度较大，近 12 万元人民币。在剥离了政府财政补助之后，D 镇卫生院，近 3 年平均每年营业利润为 -6.1 万元左右。再考虑到资产回报后，D 镇卫生院呈现连年亏损，2003 年净产出 -6.8 万元。

1. 现有会计制度下的运营状况

D 镇卫生院近 3 年来的资产负债情况，见表 5-41。

**表 5-41　近 3 年 D 镇卫生院资产负债情况**

（单位：元）

| 项目 | 2001 年末 | 2002 年末 | 2003 年末 |
|---|---|---|---|
| 资产合计 | 1 567 961 | 1 780 013 | 1 793 102 |
| 流动资产合计 | 45 833 | 137 105 | 127 124 |
| 其中：货币资金 | 37 647 | 18 889 | 48 116 |
| 应收医疗款 | 6 914 | 6 914 | 6 913 |
| 其他应收款 | 23 428 | 26 428 | 27 128 |
| 药品 | -28 749 | 93 495 | 43 458 |
| 减药品进销差价 | -5 073 | 10 141 | 11 |
| 库存物资 | 1 520 | 1 520 | 1 520 |
| 固定资产 | 1 522 128 | 1 642 908 | 1 665 978 |
| 负债及净资产合计 | 1 567 961 | 1 780 013 | 1 793 102 |
| 负债合计 | 953 525 | 873 575 | 770 850 |
| 流动负债 | 943 525 | 863 575 | 760 850 |
| 其中：短期借款 | 76 971 | 76 971 | 76 912 |
| 应付账款 | 6 913 | 6 914 | 6 913 |
| 应付工资 | 20 000 | 0 | 0 |
| 应付社会保障费 | -1 082 | -1 082 | -1 082 |
| 其他应付款 | 840 723 | 780 772 | 678 107 |
| 固定负债 | 10 000 | 10 000 | 10 000 |
| 净资产合计 | 614 436 | 906 438 | 1 022 252 |
| 事业基金 | 8 637 | 136 649 | 225 184 |
| 固定基金 | 1 522 128 | 1 642 908 | 1 665 978 |
| 专用基金 | -916 329 | -873 119 | -868 910 |
| 待分配结余 | 0 | 0 | 0 |

D 卫生院固定资产评估，见表 5-42。

表 5-42　D 镇卫生院固定资产评估　（单位：元）

| 项目 | 购入时间 | 折旧年限 | 账面价值 | 2003 年末评估 |
|---|---|---|---|---|
| 100 毫安 X 光机 | | | 19 800 | 0 |
| 光亮磁化机 | 1992 | 6 | 8 000 | 0 |
| 光亮磁化机工作柜 | 1992 | 6 | 1 000 | 0 |
| 活动式负压抽血机 | 1992 | 5 | 3 000 | 0 |
| 水温箱 | 1992 | 6 | 756 | 0 |
| 光电比色计 | 1992 | 6 | 540 | 0 |
| 咬骨钳 | 1993 | 5 | 135 | 0 |
| 脉冲治疗仪 | 1993 | 5 | 1 500 | 0 |
| 调剂台 2 台 | 1996 | | 640 | 0 |
| 产床 | 1996 | 10 | 490 | 98 |
| 心电图机 | 1996 | 5 | 3 850 | 0 |
| 脑电流图 | 1996 | 5 | 3 620 | 0 |
| 检眼镜 | 1999 | 6 | 274 | 46 |
| 眼科显微手术器械 | 1999 | 6 | 3 450 | 575 |
| 其他器械 | | | 4 141 | 0 |
| B 超 | 2001 | 6 | 62 000 | 31 000 |
| 麻醉呼吸机 | 2000 | 5 | 9 000 | 1 800 |
| 不锈钢伸缩门 | | | 17 500 | 0 |
| 手术显微镜 | 2001 | 6 | 31 000 | 15 500 |
| 眼科手术镊钳 | 2001 | 5 | 2 300 | 920 |
| 电动吸引器 | 2001 | 5 | 780 | 312 |
| 昌河汽车 | 2001 | 10 | 43 000 | 34 400 |
| 担架床 | 2001 | 10 | 690 | 552 |
| 空调 | | | 16 520 | 0 |
| 专业手术设备 | | | 82 600 | 0 |
| 电脑配套设备 | | | 8 290 | 0 |
| 电脑 | | | 4 300 | 0 |
| 家具 | | | 17 281 | 0 |
| 1969 年房屋 | | 20 | 5 940 | 0 |
| 1959 年房屋 | | 20 | 3 800 | 0 |
| 1979 年手术室 | | 20 | 3 600 | 0 |
| 1986 年门诊楼 | | 20 | 80 000 | 12 000 |

（续表）

| 项目 | 购入时间 | 折旧年限 | 账面价值 | 2003 年末评估 |
| --- | --- | --- | --- | --- |
| 职工住宿 | | | 4 200 | 0 |
| 1989 年药库 | | 20 | 13 500 | 4 050 |
| 1989 年大门 | | 20 | 2 500 | 750 |
| 1989 年与中学共修配电室 | | 20 | 2 500 | 750 |
| 合计 | | | 1 665 978 | 1 020 003 |

注：其中房产和递延资产按 1993 年财政部发布的《企业会计制度》中规定的年限提取折旧；专业设备评估是按照 1998 年卫生部发布的《医院财务制度》规定的《医院专用设备提取年限表》中规定的年限提取折旧，“评估”部分基本与折旧后剩下的价值相等。

表中值只是粗略概算，资产评估应按照市场价格对固定资产进行评估。

表 5-42、表 5-43 中的固定资产，是在没有考虑地产以及对购入年限不详的均作零处理情况下算得，由于地产通常是增值的，所以这种处理方法明显低估了资产总值。资产总值必然存在且高于表中计算值，由于真实值无法确定，且表中计算值得出的结果已经足够说明问题，本研究采取了表中计算值。

调整后 D 镇卫生院资产负债情况，见表 5-43。

**表 5-43　调整后 D 镇卫生院资产负债情况**（单位：元）

| | 2003 年末 |
| --- | --- |
| 资产合计 | 1 140 214 |
| 流动资产合计 | 120 211 |
| 其中：货币资金 | 48 116 |
| 其他应收款 | 27 128 |
| 存货 | 44 967 |
| 固定资产 | 1 020 003 |
| 负债合计 | 85 830 |
| 流动负债合计 | 75 830 |
| 其中：短期借款 | 0 |
| 应付账款 | 76 912 |
| 应付工资 | 0 |
| 应付社会保障金 | –1 082 |
| 固定负债 | 10 000 |
| 所有者权益 | 1 054 384 |

D 镇卫生院近 3 年收支状况，见表 5-44。

**表 5-44　D 镇卫生院近 3 年收支状况　（单位：元）**

| 项目 | 2001 年末 | 2002 年末 | 2003 年末 |
|---|---|---|---|
| 收入总计 | 1 027 801 | 962 241 | 950 075 |
| 财政补助收入 | 531 377 | 243 808 | 186 120 |
| 医疗收入 | 202 773 | 349 188 | 406 383 |
| 药品收入 | 255 714 | 324 165 | 319 894 |
| 其他收入 | 37 937 | 45 080 | 37 678 |
| 支出总计 | 1 027 801 | 962 241 | 839 406 |
| 医疗支出 | 405 148 | 570 630 | 522 455 |
| 药品支出 | 219 237 | 291 611 | 281 951 |
| 财政专项支出 | 403 416 | 100 000 | 35 000 |
| 收支结余 | 0 | 0 | 110 669 |

由表 5-44 可以看出，近 3 年整体而言，平均每年财政补助约占卫生院总收入的 32.2%，扣除专项支出后为 17.6%。在政府财政补贴逐年递减（52%，25%，20%）的情况下，D 镇卫生院近 3 年没有亏损，而且，就发展趋势而言，年盈利有显著的增加（2001～2003 年从维持收支平衡到收支结余增加了 110 669 元人民币），且额度较大。

2. 剥离财政补助后的运营状况

剥离财政补助后 D 卫生院的收支情况，见表 5-45。

**表 5-45　剥离财政补助后 D 镇卫生院收支情况**

（单位：元）

| 项目 | 2001 年末 | 2002 年末 | 2003 年末 |
|---|---|---|---|
| 收入总计 | 567 274 | 750 941 | 788 771 |
| 预防保健补贴 | 70 850 | 32 508 | 24 816 |
| 医疗收入 | 202 773 | 349 188 | 406 383 |
| 药品收入 | 255 714 | 324 165 | 319 894 |
| 其他收入 | 37 937 | 45 080 | 37 678 |
| 支出总计 | 624 385 | 862 241 | 804 406 |
| 医疗支出 | 405 148 | 570 630 | 522 455 |
| 药品支出 | 219 237 | 291 611 | 281 951 |
| 营业利润 | －57 111 | －111 300 | －15 635 |
| 净利润 | －57 111 | －111 300 | －15 635 |

由表5-45可知,在剥离了政府财政补助之后,D镇卫生院,近3年平均每年营业利润为-6.1万元。

3. 考虑到资产回报要求后的运营状况

考虑到资产回报要求后,D镇卫生院的收支情况,见表5-46。

**表5-46 要求资产回报的D镇卫生院运营状况**

(单位:元)

| | 2003年末 |
|---|---|
| 净资产 | 1 054 384 |
| 净利润 | -15 635 |
| 5%(单利)要求资产回报 | 52 719 |
| 净产出 | -68 354 |

由上表可知,再考虑到资产回报后,净产出约-6.8万元,其实际经营状况不容乐观。

## 附录:D镇访谈纪要

D镇的经济条件在X县属于中等水平,农业人口2.4万人左右,下辖13个村,共有村医54人。

D镇卫生院的就医环境很好,这个新址使用约3年,占地10亩,是租的地,年租金1万,而卫生院旧址的出租收入正好与此相抵消。卫生院当时筹集建设费有三条途径:社会捐资、镇政府补贴、员工集资。其中前两者各筹集资金20万,员工集资90万元,并且新的卫生院运行3年以来已经偿还职工约60万集资款,卫生院没有外债。

D镇卫生院同时也是X县眼科卫生院,与X镇一样也是乡镇卫生院与专科卫生院并营。在卫生院改造前,已经濒临破产,但是改造后我们看到的D卫生院效益应该不错。日门诊量约有200人,主要是白内障青光眼患者,同时还有一些气管炎、心脑血管病、妇科疾病患者。附近医疗资源短缺,对于乡镇卫生院的发展有一定帮助。

卫生院在编职工45人,包括离退休的职工,人数可以接受,但应该再少一点。卫生院共有30张病床,使用率50%左右。卫生院去年年收入 95 万元，其中眼科 40%，外科 20%，妇科 20%，其他 20%。应付工资 50% 发放，然后收入提成。

D 镇卫生院注册资金 200 万元，院长认为现在卫生院应该升值了。卫生院对员工的学历要求比较严格，包括 54 名村医，最低学历是中专。村医每月例会两次，主要是布置一下计划免疫的工作，进行国家政策的宣传，以及一定的技术培训。防疫针的接种，是由村医通知到各户，然后集中到卫生院接种。

D 镇卫生院从向员工集资的方法上深入思考，于 2002 年底向县卫生局提出实行股份合作制的改革建议，这份申请方案比较系统的阐述了改革方法以及改革后的规章制度。虽然种种原因没有被批准，但是，这无疑是乡镇卫生院自下而上的主动改革，主动想办法求生存的一个很好的尝试。

**案例三：X 县 JP 镇卫生院**

X 县 JP 镇是 X 县经济发展比较差的一个镇，通过考察发现，JP 镇卫生院在现行会计制度下，近 3 年中 JP 镇卫生院财政补助总计 46 万元人民币，年均 15 万多元，占到卫生院总收入的 1/3 强 (35.3%)。但其运营状况不容乐观，平均每年约亏损 1.7 万，且亏损额逐年增大。如果没有财政补助，JP 镇卫生院亏损 32.5 万元人民币，就趋势而言，亏损逐年增加，从 2001 年亏 3 万多元，2002 年的亏近 10 万元，到 2003 年亏损已近 20 万元，若考虑到资产回报的问题后，JP 镇卫生院的净产出为 -22 万元 。

1. 现有会计制度下运营状况

近 3 年 JP 镇卫生院的资产负债情况，见表 5-47。

**表 5-47　近 3 年 JP 镇卫生院资产负债情况**

（单位：元）

| 项目 | 2001 年末 | 2002 年末 | 2003 年末 |
|---|---|---|---|
| 资产合计 | 720 825 | 702 850 | 567 898 |
| 流动资产合计 | 202 592 | 212 020 | 66 208 |
| 其中：货币资金 | 157 817 | 168 795 | 33 558 |
| 应收医疗款 | 0 | 0 | 0 |
| 其他应收款 | 14 701 | 14 701 | 14 700 |
| 药品 | 38 675 | 38 009 | 30 566 |

（续表）

| 项目 | 2001 年末 | 2002 年末 | 2003 年末 |
|---|---|---|---|
| 减药品进销差价 | 11 601 | 13 004 | 15 720 |
| 库存物资 | 3 000 | 3 519 | 3 104 |
| 固定资产 | 518 233 | 490 830 | 501 690 |
| 负债及净资产合计 | 720 825 | 702 850 | 567 898 |
| 负债合计 | 166 430 | 166 705 | 133 084 |
| 流动负债 | 166 430 | 166 705 | 133 084 |
| 其中:短期借款 | 0 | 0 | 0 |
| 应付账款 | 50 367 | 49 854 | 49 854 |
| 应付工资 | 0 | 0 | 0 |
| 应付社会保障费 | 0 | 0 | 0 |
| 其他应付款 | 137 300 | 133 629 | 104 466 |
| 固定负债 | 0 | 0 | 0 |
| 净资产合计 | 554 395 | 536 145 | 434 814 |
| 事业基金 | 68 928 | 72 158 | 72 158 |
| 固定基金 | 518 233 | 490 830 | 501 690 |
| 专用基金 | -32 766 | -22 766 | -22 766 |
| 待分配结余 | 0 | -4 077 | -116 268 |

在 JP 镇卫生院,其固定资产台账报表记得比较混乱:只有收支数额没有具体内容,只有一笔总数表明现有固定资产 570 574.37 元。院长和会计告诉我们,这并不包括地产价值,如果实际评估,还要增值。我们姑且采用这一数值,对卫生院运营状况作一概算,考察卫生院所消耗的社会资源状况。由是可知卫生院所消耗的社会资源,会比概算值还要高。

调整后 2003 年 JP 镇卫生院资产负债情况,见表 5-48。

**表 5-48　调整后近 3 年 JP 镇卫生院资产负债情况**

（单位:元）

| 项目 | 2003 年末 |
|---|---|
| 资产合计 | 636 782 |
| 流动资产合计 | 66 208 |
| 其中:货币资金 | 33 558 |
| 其他应收款 | 14 700 |
| 存货 | 17 950 |
| 固定资产 | 570 574 |

（续表）

| 项目 | 2003 年末 |
| --- | --- |
| 负债合计 | 49 854 |
| 流动负债合计 | 49 854 |
| 其中:短期借款 | 0 |
| 应付账款 | 49 854 |
| 应付工资 | 0 |
| 应付社会保障金 | 0 |
| 固定负债 | 0 |
| 待分配结余 | -116 268 |
| 所有者权益 | 470 660 |

JP 镇卫生院近 3 年的收支情况,见表 5-49。

**表 5-49　JP 镇卫生院近 3 年收支情况**　（单位:元）

| 项目 | 2001 年末 | 2002 年末 | 2003 年末 |
| --- | --- | --- | --- |
| 一:收入总计 | 527 984 | 396 986 | 381 767 |
| 财政补助收入 | 106 000 | 121 000 | 233 000 |
| 医疗收入 | 68 076 | 45 643 | 48 405 |
| 药品收入 | 136 948 | 102 941 | 99 901 |
| 其他收入 | 216 960 | 127 402 | 461 |
| 二:支出总计 | 461 933 | 401 063 | 493 958 |
| 医疗支出 | 321 028 | 276 269 | 242 541 |
| 药品支出 | 140 905 | 109 794 | 124 417 |
| 三:收支结余 | 66 051 | -4 077 | -112 191 |

由表 5-49 可见,近 3 年中 JP 镇卫生院财政补助总计 46 万元,年均 15 万多元,占到卫生院总收入的 1/3 强(35.3%)。但其运营状况不容乐观,平均每年约亏损 1.7 万,且亏损额逐年增大。

2. 剥离财政补助后的运营状况

进一步对卫生院的收入支出情况进行调整。由于财政拨款没有具体区分医疗和预防保健两种用途,在卫生院的财务报表中也没有分列两类拨款的金额,课题组采取了粗略计算的办法:乡镇卫生院人均年财政补贴数额×从事预防保健工作的人数=年预防保健补贴总额。该镇卫生院实际在编人员 32 人,有 3 人从事预防保健工作,按照上述算法得出的预防保健补贴如表 5-50 所示。

表 5-50　剥离财政补助后 JP 镇卫生院收支情况

（单位:元）

| 项目 | 2001 年末 | 2002 年末 | 2003 年末 |
|---|---|---|---|
| 收入总计 | 431 922 | 287 330 | 170 611 |
| 预防保健补贴 | 9 938 | 11 344 | 21 844 |
| 医疗收入 | 68 076 | 45 643 | 48 405 |
| 药品收入 | 136 948 | 102 941 | 99 901 |
| 其他收入 | 216 960 | 127 402 | 461 |
| 支出总计 | 461 933 | 386 063 | 366 958 |
| 医疗支出 | 321 028 | 276 269 | 242 541 |
| 药品支出 | 140 905 | 109 794 | 124 417 |
| 营业利润 | －30 012 | －98 734 | －196 347 |

表 5-50 说明了在近 3 年里，如果没有财政补助，JP 镇卫生院亏损 32.5 万元人民币就趋势而言，收入逐年减少，亏损逐年增加，从 2001 年亏 3 万多元、2002 年的亏近 10 万元到 2003 年亏损已近 20 万元。

3. 考虑要求资产回报后的运营状况

考虑要求资产回报后的 JP 镇卫生院收支状况，见表 5-51。

表 5-51　要求资产回报的 JP 镇卫生院收支状况

（单位:元）

| 项目 | 2003 年 |
|---|---|
| 净资产 | 470 660 |
| 净利润 | －196 347 |
| 5%（单利）要求资产回报 | 23 533 |
| 净产出 | －219 880 |

由上表可知，若考虑到资产回报的问题后，JP 镇卫生院的净产出为－22 万元 。

## 附录 1:JP 镇卫生院访谈纪要

JP 镇是 X 县经济发展比较落后的一个乡。全乡约 3.2 万人，共有 22 个村，78 个村医。

JP 镇卫生院的发展情况不容乐观。据院长介绍，日门诊量只有几个人，每天收入大约在300～400元。比起X和D，相差甚远。影响因素有几个，包括地理位置不好，村民去X、D，甚至县卫生院、市卫生院交通都比较便利，甚至比来这里更加方便。

卫生院现有32人，其中3个人专门负责防保工作，主抓防保的副院长认为，“人手不够，大约需要6人左右，每年需要经费最多10万，至少8万”。

该院1976年建院，一直在这个位置，占地4亩。注册资产64万元，院长根据账目评估现在约值57万元。

与X和D一样，这里本来也是专科卫生院，卫生院的大门上挂着烧伤专科的牌子，但院长介绍，由于地理位置不好，专科并没有发展起来，反而原来的医生能另谋出路的都走了。此地传染病有水痘、腮腺炎、痢疾，但能做到及时隔离。

当我们问及“若实施防保和医疗剥离后前景”时，院长还认为：如果把防保和医疗分别独立，对于乡镇卫生院的发展会有所帮助，向这样的卫生院既没有技术高的大夫，也没有好的仪器设备，如果剥离医疗服务，只做防保会是比较好的。

## 附录2：JP镇寺王村村民座谈会纪要

8月1日早8时，乘车赶往河南省X县——本次考察的第二站。X县距A县有120公里，公路都是近年新修的，所以非常顺利。

在X县的第一站——X县JP镇寺王村，通过学生家属和亲属网络进行调研。在这里，我们住进了农户家中，并就三农问题与农民面对面进行了焦点组访谈并召开了座谈会。交流是广泛、深入、坦诚而愉快的。

对于现在的医疗卫生服务，村民普遍比较满意。村里约1 700口人，有4个村医，村民看病很方便，而且近年来上级领导很重视修路的问题，现在村里也有公路和公共汽车直接通到县城里，所以去县卫生院看病也很方便。普遍反映：乡镇卫生院他们很少去，无论从医疗设备、医护人员水平看来都远远比不上县卫生院，而且乡镇卫生院曾出现过医疗事故，村民对它也就更加不信任。

在村民看来,JP镇卫生院可以取消。原因大致有二:第一,乡镇卫生院和县卫生院的看病价格不相上下,条件却迥然不同。第二,乡镇卫生院位置不好,去看病很不方便,反而县卫生院要方便很多。

另外,寺王村的一户困难户家中有一位类风湿性关节炎患者,常年卧床不起。曾在正规卫生院看过病(县卫生院、市卫生院,甚至去西安看过),但都不见好转;而且感觉正规卫生院药价太高,是药店的4倍左右;所以现在他只是用一些偏方,效果反而好一点。

村民一致觉得,如果正规卫生院能够降低药价,他们还是更愿意去正规卫生院看病。

在座谈中我们还了解到,现在农民的健康状况已经有了很大改善,生育的观念也有了很大的改变,寺王村的村民就普遍认为,家里有两个孩子是最好的,虽然最好是一男一女,但是两个女孩也是可以接受的。

## 附录3:调研手记

### 第一部分　县卫生局长访谈纪要

2004年8月2日上午,我们搭乘途经村里的公共汽车前往X县卫生局,与许副局长进行访谈。

X县的8个乡都是新型合作医疗的试点单位,许副局长认为新型合作医疗在一定程度上激活了乡镇卫生院,乡镇卫生院报销的起付线是100元,远低于县卫生院和市卫生院,所以使得去乡镇卫生院的病人数有所增加,但并不是决定性的能使乡镇卫生院存活下来的因素,新型合作医疗也使一些富裕人家更愿意去县卫生院、市卫生院看病,所以,局长提出将县市级卫生院起付线再定得高一点。

该县3位卫生局长(正一、副二)认为,现在的乡镇卫生院没有人事自主权和行政自主权,使其发展不得力。谈到卫生院的发展,局长们都很赞成《大国卫生之难》一书中所提出的对乡镇卫生院的制度改革草案,同时认为,这种改革因涉及到产权所有制,最好是全国一步到位的改革,否则会出现各地方相互攀望的问题。

## 第二部分 个体村医专访
### (X县JP镇寺王村村卫生所)

1. 村医A

张医生并不是本村人，而是在自己的岳父岳母家行医。自己的医术是从师于亲叔叔学成的。个体行医许可证是先经由乡卫生院同意，县卫生局批准才办下来的，持有个体证每个月要上交200。还有物价局、医药局、卫生局等都要收一定数额的钱。各项收费每年总共达到3 000元，自己的毛收入1年大约1万。门诊量大概四五个人，来看病的一般都是常见病，例如感冒、拉肚子之类。儿童看病的较多。遇到传染病的时候通过电话上报。所使用的药品都是从医药局批发的，并且经药检局检查，另外在墙上对常见药进行药价公开。如果卫生院取消，张医生觉得对病人就诊无任何影响。谈到合作医疗对村医的影响，张医生表示合作医疗使村医看病的手续麻烦了，但是合作医疗绝对是好事，自己作为农民，非常欢迎。张医生还透露本村自愿参加合作医疗的比例达到60%～70%，家庭富裕和经常患病的参加比例大。

2. 村医B

王医生行医已经有十几年了，一直都是本村的村医。自己的医术是在县医院、卫生院等地方学习的。卫生院对村医每个月都有一次培训，并不需要交培训费。他谈到本村有400多户(1 600多人)，而基本无外来人口看病，一天来看病的有两三个人就不错了，自己平均每天能挣十几元。因为自己还要种地，干医生只是兼职，再加上每年因为行医要上交的各种费用达到2000多，所以并没有太多的收入。谈到以前合作医疗的失败，王医生说那时候是因为基金很快就被报销完了，虽然也有报销兑现的，但是极为少数。老百姓逐渐失去信心。这次新型合作医疗实行的要更有力度，随着报销的一一兑现，村民们逐渐增加了信心。本村除自己外，还有3个村医，大家通过把村子分为4部分，每人负责一部分家户的合作医疗宣传和传染病上报。

3. 村医C

王医生行医已经20年，是本村防保工作的负责人。他通常要挨家挨户去宣传防保，通知、登记的事都是自己负责，所以卫生所的房子是村子免费给他使用的，并且可以少交60元的管理费。就收入方面而言，王医生说该村的人少，经济条件较差，而村医的技术也不高，所以一天就只有两三个病号。自己现在还参加卫生院的培训，通常是每个月两三次，自己交一定的培训费。王医生也认为合作医疗绝对是为农民办的一件大好事，虽然自己麻烦点，但是为人民服务心甘情愿。

## 第三部分　焦点组访谈记录

焦点组邀请6户人家，其中是按经济条件好、中、差在本村村民中邀请的。1号、2号家境一般，3号、4号家境较富裕，5号、6号家境贫困。基本情况如下：

1号：男，家里4口人，全是农业户口。自己在市里上班，妻子务农。

2号：女，家中5口人，主要收入来自经营养猪场。孩子们都在读书，大儿子买了城镇户口。

3号：女，家中4口人，自己在医药公司上班，丈夫负责租赁一些盖房子用的工具。一个儿子一个女儿。4口人中只有儿子是城镇户口。曾在前几年购买商业保险。

4号：女，家中4口人，全是农业户口，自家有个小的机械加工厂，是主要的收入来源。岳父刚刚出院，各项医疗费达4000多元，因为参加了合作医疗报销了700多。

5号：男，家中6口人，大女儿和二女儿户口因为工作都已牵走。自己现在参加了附近的修路队，妻子务农。

6号：家里3口人，是本村的特困户。妻子患有类风湿病，常年看病求医，不能根治。一个儿子读初中，学费相当困难。自己靠给人盖房子的工钱养活全家。

首先询问该村新型合作医疗的实施情况。大家一致表示这次的合作医疗基本都落实到底，因为本村村委将农民需要交的10元钱统一拿出，所以本村所有村民都参加了。但是刚开始宣传的时候，只有3号和5号自愿参加。3号觉得新型合作医疗是国家为百姓办好事，虽然自己对报销比例、手续等都不是十分了解，但是认为参加肯定会有一定好处。自己曾在前几年购买太平洋的人寿保险,一年要交几百。相比之下,新型合作医疗花钱更少,保障更大,而且相信政府的信誉远比保险公司的高。5 号愿意参加是觉得这次的合作医疗很合算。自己交的 10 元中 8 元归自己使用,只有 2 元是发挥着大病保险的作用。虽然自己家庭并不富裕,但是 2 元钱对现在的农民来说也不过是一顿饭的菜钱,自己认为绝对值得。4 号家庭虽然比较富裕,但是觉得自己和丈夫都很年轻,两个孩子又都在学校加入了商业保险,所以觉得参加没什么必要。1 号、2 号觉得当初宣传的时候并不十分理解合作医疗的相关规定,所以没有太关心。6 号因为妻子的类风湿已经在附近有名的大医院都看过了,并不能治愈,所以现在基本上转向各种民间偏方,合作医疗并不能报销此类情况,所以自己不愿意参加。

然后问到他们通常的就医习惯。大家都觉得小病去村卫生所,如果是大病就去县医院或者市医院看,现在卫生院的病号寥寥。一来,从本村去卫生院交通不便利,时间上要比去县医院还长;二来,乡卫生院的技术条件很差,出过重大医疗事故,村民对它失去信心;还有,乡卫生院的价格和县医院的价格相当,村民们觉得在卫生院看病质低价高。如果卫生院被承包,会不会有人去看病?1 号、2 号、4 号觉得更没人敢去看,因为私立医院要价会更高;其他人则觉得还是要看医院的信誉。另外,大家都觉得现在医院的药价太贵,正规医院的药相当于在医药公司价格的 10 倍,有时还要更高。如果是感冒之类常见病,就自己买药。如果真是大病,则一定会去大医院看的。大家还笑谈:现在的大医院都是机器给人看病,因为机器看的比人看的贵。

谈到以前的合作医疗,大家各抒己见。以前的合作医疗报销只能在本村范围内报销,根本不能发挥“大病统筹”的作用。报销额特别小,只有几十元,参加合作医疗并不能真正缓解昂贵的医疗费。另外,报销的程序不正规,要给干部送礼才能报销成功。但是村民们并没有因为上次的合作医疗失败对这次失去信心。今年,国家逐渐降低农业税甚至免税,还给农民种地补贴,村民们现在一年每亩地交 18 元的农业税,只相当于往年的 1/3。农村实行民主选举,村民们也真正行使了自主权。这些政策的落实使百姓们相信现在的政府真正能为他们着想,真正能把承诺兑现。

为进一步了解这次新型合作医疗的宣传效果,我们询问大家对政策的了解程度。只有5号理解的比较清楚。其他人都觉得自己并不想参加所以没有留意。不过所有的人都知道本村广播过多次合作医疗的政策制度,还有宣传手册。大家觉得最好的宣传效果应该是在各级电视台午饭时间滚动播出。至于是把合作医疗的基金交给保险公司还是由政府自行设立部门保管比较可信,大家则一致觉得还是由政府保管更放心。

## 第四部分　卫生院访谈记录

1. X镇卫生院(乡镇经济情况较好的卫生院代表)

村民A家是X二大队的。参加了新型合作医疗,今年是中街村村委统一将钱拿出来,但是如果是自己交钱的话,自己不想参加。五一以来就在卫生院的门口做生意,主要是卖凉皮。卫生院现在发展成脑血管病的专科医院,每天大概有五六个病号。自己所在的中街村村医技术水平低,连打点滴都不会,所以村民们看病很不方便。原来的私人卫生所因为前几年的一体化管理政策关门了。卫生院价格还是比较昂贵的,一般村民们看病都是自己到药城去买药。药城就在X,离该村只有10分钟的车程。卫生院主要看脑血管病外,来此生孩子的也比较多。虽然硬件、医生技术都不如县医院,但是因为与县医院比较近,而县医院的病房又常常紧张,所以县医院的医生会把一部分的孕妇介绍到此生产。村民们看病都会想办法找熟人,只有熟人才能够比较合理的开药。现在医生们都是效益工资,如果不认识,医生会开些很贵的药。现在要住院的话,先交500或者1 000,医生用药也不询问病人,只是通知什么时间又要交钱了。所有的交易都有讨价还价,但是看病住院不讲价,老百姓进了医院就不知道自己是怎么花的钱。

村民B是街道清洁工,家是豆腐村的。家中4口人,都是农业户口。今年合作医疗的钱是村子统一拿出来的。村子的钱主要来自出售村子的集体土地,村民们并不赞成卖地,原来一人平均一亩多,现在只有人均五六分了。自己并不懂合作医疗的政策,村子没有做相关宣传。

2. D卫生院(乡镇经济情况一般的卫生院代表)

调研组主要访谈了该卫生院的院长:该卫生院刚刚盖成3年,环境幽雅。原来在崔村,地理位置偏僻,效益很差。旧卫生院的房子和地皮现已出租,每年可以得到5 000元的租金。卫生院建设经费主要来源于职工集资(90万)和社会捐资(20多万),镇政府也拿出了30万。卫生院在前四五年还是一个濒临倒闭,资不抵债的医院,现在不仅能够生存下来,还成了整个X市技术最先进的眼科专业医院,是X市效益最好的一家卫生院。卫生院下辖54个村医,服务24000人。村医的行医许可证申报要通过卫生院申报。卫生院每月都会对村医培训一次,不收取培训费。距离最近的医院就是市里的医院,但是因为卫生院已经发展成眼科专业医院,而价格又是同类医院中最低的,所以无论是周围各县的农民还是X市的市民都到这来看眼科病。日门诊量达到200人,病床30张,每天平均有14个病号住,利用率在40%左右。年收入达到100万,在过去的3年已经陆续还了职工60万。现有职工45人(包括离退休),正在工作的30个人,院长觉得人数比较适中。负责接种防保的有6个人,2万元支持防保就足够了。

## 第五部分　三种常见药价格对比

访谈中我们了解到,在X县疾病谱以心脑血管疾病、创伤、妇科、呼吸道、消化道疾病为主,常用药品以阿莫西林、三七片、五福心脑清软胶囊为多,就以上3种药我们以明察暗访的方式分别走访了卫生院、药店的价格见下表:

| 项目 | 阿莫西林 | 三七片 | 五福心脑清软胶囊 |
|---|---|---|---|
| X镇卫生院 | 成都锦华制药(0.25 g*50)12元/盒 | 吉林红石制药(27片)1.3元/包 | 4 g*100　24元/瓶 石家庄神威药业 |
| D镇卫生院 | 成都锦华制药(0.25 g*50)12元/盒 | 广西柳州长安制药(40片)1.3元/瓶 | 4 g*100　20元/瓶 石家庄神威药业 |
| JP镇卫生院 | 成都锦华制药(0.25 g*50)7元/盒 | 广西柳州长安制药(40片)1.2元/瓶 | 4 g*100　19.7元/瓶 石家庄神威药业 |
| 药店(X中卫生院门口20米处药店) | 白云山制药(0.25*50)3.5元/盒 | 广西柳州长安制药(40片)1.5元/瓶 | 4 g*100　16元/瓶 石家庄神威药业 |

从表中,可以清晰地看出同样是三种药,但价格截然不同。造成价格差的原因既有药品厂家(大小、名声)的不同,如阿莫西林,都是(0.25 g*50)的,成都锦华制药价钱为 12 元/盒;白云山制药厂的为 3.5 元/盒;也有药品剂量的差异,如三七片,27 片/包,价格为 1.3 元/包,(40 片)1.2 元/瓶;同时还存在当地药品的流通和销售途径不同造成的差异,即同一厂家的同一剂量的同一种产品,有不同价格,如五福心脑清软胶囊,仅在同一县不同卫生院间价格就高低相差 4.3 元,而且,卫生院的药价均高于药店最高差额有 8 元之大。实际调查中我们了解到,农民普遍认为医院、卫生院的药价高于药店。

如果仅仅是由剂量不同,造成药品的差价,完全可以通过宣传广而告之,让百姓知晓。但若是因药品的流通和销售途径,就不难理解农民的选择偏好和原因。

## 第三节　北京市郊区乡镇卫生院个案分析

### 一、北京市 H 区乡镇卫生院实证研究

以人均 GDP 为指标,分别抽取了经济条件在 H 区处于 1/4 位、2/4 位和 3/4 位的乡镇卫生院作为现场,对其运营等情况进行调研。下面是对 C 乡卫生院情况的具体分析(课题组所能得到的资料仅有 C 乡镇卫生院是完整的)。

在现有会计制度下,C 乡卫生院近 3 年平均每年负债 8.9 万元。剥离财政补助后,平均每年资产负债约有 10.5 万元,且连续 3 年的亏损额起伏较大,最大值与最小值相差 12 万元之巨。基于机会成本的概念,结合资产负债分析和收入支出分析,考虑资产回报(假设资产回报率为 5%,即我国现行的贷款利率)的情况下,C 乡卫生院近 3 年(2000 ～2002 年)平均每年亏损 16 万元。

1. 现有会计制度下的运营情况

表 5-52　不改变会计规则下 C 乡近 3 年的资产负债情况

（单位：元）

| | 2000 年末 | 2001 年末 | 2002 年末 |
|---|---|---|---|
| 流动资产合计 | 331 713 | 248 902 | 383 030 |
| 货币资金 | 240 366 | 175 244 | 324 971 |
| 应收在院病人医药费 | 0 | 0 | 0 |
| 应收医疗款 | 0 | 0 | 0 |
| 减：坏账准备 | 0 | 0 | 0 |
| 其他应收款 | 8 847 | 0 | 0 |
| 药品 | 93 651 | 82 476 | 60 130 |
| 减：药品进销差价 | 15 490 | 16 669 | 14 030 |
| 库存物资 | 4 339 | 7 851 | 11 960 |
| 在加工材料 | 0 | 0 | 0 |
| 待摊费用 | 0 | 0 | 0 |
| 待处理流动资产净损失 | 0 | 0 | 0 |
| 对外投资 | 0 | 0 | 0 |
| 对外投资 | 0 | 0 | 0 |
| 固定资产合计 | 1 371 569 | 1 399 027 | 1 379 843 |
| 固定资产 | 1 371 569 | 1 399 027 | 1 379 843 |
| 在建工程 | 0 | 0 | 0 |
| 待处理固定资产净损失 | 0 | 0 | 0 |
| 无形资产及开办费合计 | 0 | 0 | 0 |
| 无形资产 | 0 | 0 | 0 |
| 开办费 | 0 | 0 | 0 |
| 资产总计 | 1 703 282 | 1 647 929 | 1 762 873 |
| 流动负债合计 | 116 769 | 21 871 | 127 199 |
| 短期借款 | 0 | 0 | 0 |
| 应付账款 | 92 896 | 1 580 | 24 355 |
| 预收医疗款 | 0 | 0 | 0 |
| 应付工资 | 20 368 | 13 450 | 24 355 |
| 应付社会保障金 | 0 | 0 | 0 |
| 其他应付款 | 3 505 | 6 841 | 33 776 |
| 应缴超收款 | 0 | 0 | 0 |
| 预提费用 | 0 | 0 | 0 |
| 长期负债合计 | 0 | 0 | 0 |
| 长期借款 | 0 | 0 | 0 |
| 长期应付款 | 0 | 0 | 0 |
| 负债合计 | 116 769 | 21 871 | 127 199 |
| 净资产合计 | 1 586 513 | 1 626 058 | 1 635 675 |

调整以后的资产负债情况见表5-53：

**表5-53　调整后C乡卫生院近3年资产负债情况**

（单位：元）

| | 2000年期末 | 2001年期末 | 2002年期末 |
|---|---|---|---|
| 资产合计 | 1 703 282 | 1 647 929 | 1 762 873 |
| 流动资产合计 | 331 713 | 248 902 | 383 030 |
| 货币资金 | 240 366 | 175 244 | 324 971 |
| 其他应收款 | 8 847 | 0 | 0 |
| 存货 | 82 500 | 73 659 | 58 060 |
| 固定资产 | 1 371 569 | 1 399 027 | 1 379 843 |
| 负债合计 | 116 769 | 21 871 | 127 199 |
| 流动负债 | 116 769 | 21 871 | 127 199 |
| 应付账款 | 92 896 | 1 580 | 24 355 |
| 应付工资 | 20 368 | 13 450 | 24 355 |
| 其他应付款 | 3 505 | 6 841 | 33 776 |
| 所有者权益 | 1 586 513 | 1 626 058 | 1 635 675 |

按照新的会计方法对C乡卫生院的固定资产进行重新评估，结果见表5-54。

**表5-54　C乡卫生院近3年固定资产评估情况**

（单位：元）

| 项目 | 购入时间（年）① | 折旧年限 | 账面价值 | 2000年末 | 2000年末资产评估 | 2001年末 | 2001年末资产评估 | 2002年末 | 2002年末资产评估 |
|---|---|---|---|---|---|---|---|---|---|
| 门诊楼 270 m² | 1975 | 20 | 50 000 | 0 | 0 | 0 | 0 | 0 | 0 |
| X光室 80 m² | 1975 | 20 | 16 000 | 0 | 0 | 0 | 0 | 0 | 0 |
| 职工宿舍 453 m² | 1975 | 20 | 69 000 | 0 | 0 | 0 | 0 | 0 | 0 |
| 家属宿舍 538 m² | 1975 | 20 | 179 000 | 0 | 0 | 0 | 0 | 0 | 0 |
| 厨房 110 m² | 1975 | 20 | 11 400 | 0 | 0 | 0 | 0 | 0 | 0 |

① 直到1999年C乡卫生院和另一个卫生院合并时才建立了固定资产账簿明细表，因此购入时限在账簿上反映均为1999年，因为卫生院已经成立20周年以上，而房屋及建筑物的折旧年限为20年，故建筑时间不详的房屋建筑物购入时间拟定为1975年（这任院长上任的时间），时间不详的专业设备和一般设备的购入时间暂定为1999年。

（续表）

| 项目 | 购入时间（年） | 折旧年限 | 账面价值 | 2000年末 | 2000年末资产评估 | 2001年末 | 2001年末资产评估 | 2002年末 | 2002年末资产评估 |
|---|---|---|---|---|---|---|---|---|---|
| 煤棚 47 m² | 1975 | 20 | 1 400 | 0 | 0 | 0 | 0 | 0 | 0 |
| 厕所 18 m² | 1975 | 20 | 5 000 | 0 | 0 | 0 | 0 | 0 | 0 |
| 围墙 | 1975 | 20 | 10 000 | 0 | 0 | 0 | 0 | 0 | 0 |
| 院子 | 1975 | 20 | 20 000 | 0 | 0 | 0 | 0 | 0 | 0 |
| 煤棚 22 m² | 2001 | 20 | 12 000 | 0 | 0 | 12 000 | 12 000 | 10 800 | 10 800 |
| 门诊楼 495 m² | 1999 | 20 | 300 000 | 270 000 | 270 000 | 255 000 | 255 000 | 240 000 | 240 000 |
| 地产 2 570 m² | 建院时 | | 0 | 11 600 | 11 600 | 11 600 | 11 600 | 11 600 | 11 600 |
| 房地产①合计 | | | 673 800 | 281 600 | 281 600 | 278 600 | 278 600 | 262 400 | 262 400 |
| 紫外线灯 | 1999 | 5 | 1 272 | 1 018 | 1 018 | 7 638 | 7 638 | 509 | 509 |
| 口腔科气泵 | 1999 | 5 | 4 500 | 3 600 | 3 600 | 2 700 | 700 | 1 800 | 1 800 |
| X 光机 | 1999 | 5 | 27 874 | 冲抵 | 冲抵 | 冲抵 | 冲抵 | 冲抵 | 冲抵 |
| X 光机卖出 | 2002 | 5 | 27 874 | 冲抵 | 冲抵 | 冲抵 | 冲抵 | 冲抵 | 冲抵 |
| 离心机 | 1999 | 5 | 1 200 | 960 | 960 | 720 | 720 | 480 | 480 |
| 人流机 | 1999 | 5 | 2 600 | 2 080 | 2 080 | 1 560 | 1 560 | 1 040 | 1 040 |
| B 超机 | 1999 | 6 | 55 200 | 46 000 | 46 000 | 36 800 | 36 800 | 27 600 | 27 600 |
| 心电图机 | 1999 | 5 | 6 300 | 5 040 | 5 040 | 3 780 | 3 780 | 2 520 | 2 520 |
| 银泵调合机 | 1999 | 5 | 1 000 | 800 | 800 | 600 | 600 | 400 | 400 |
| 牙科治疗机 | 1999 | 6 | 45 000 | 37 500 | 37 500 | 30 000 | 30 000 | 22 500 | 22 500 |
| 周林频谱仪 | 1999 | 5 | 500 | 400 | 400 | 300 | 300 | 200 | 200 |
| 电动洗胃机 | 1999 | 5 | 4 160 | 3 328 | 3 328 | 2 496 | 2 496 | 1 664 | 1 664 |
| 涡轮钻 | 1999 | 5 | 3 340 | 2 672 | 2 672 | 2 004 | 2 004 | 1 336 | 1 336 |
| 油泵牙科椅 | 1999 | 6 | 3 090 | 2 575 | 2 575 | 2 060 | 2 060 | 1 545 | 1 545 |
| 721 比色计 | 1999 | 5 | 1 000 | 800 | 800 | 600 | 600 | 400 | 400 |
| 显微镜 | 1999 | 5 | 5 100 | 4 080 | 4 080 | 3 060 | 3 060 | 2 040 | 2 040 |
| 急救推车 | 1999 | 5 | 680 | 544 | 544 | 408 | 408 | 272 | 272 |
| 干片生化仪 | 1999 | 5 | 57 000 | 45 600 | 45 600 | 34 200 | 34 200 | 22 800 | 22 800 |
| 手术床 | 1999 | 5 | 40 000 | 32 000 | 32 000 | 24 000 | 24 000 | 16 000 | 16 000 |
| 产床 | 1999 | 5 | 1 000 | 800 | 800 | 600 | 600 | 400 | 400 |
| 麻醉机 | 1999 | 5 | 27 000 | 21 600 | 21 600 | 16 200 | 16 200 | 10 800 | 10 800 |
| 心电除颤器 | 1999 | 5 | 38 000 | 30 400 | 30 400 | 22 800 | 22 800 | 15 200 | 15 200 |
| 人流床 | 1999 | 5 | 1 760 | 1 408 | 1 408 | 1 056 | 1 056 | 704 | 704 |

① 房产是 C 乡和另外一个乡卫生院之和，由于地产不入账，而课题组成员实际调查的是 C 乡卫生院本部，故地产只是 C 乡卫生院的。房产评估按照账面价值依年限折旧，地产的价值通过询问院长和书记获得。

（续表）

| 项目 | 购入时间（年） | 折旧年限 | 账面价值 | 2000年末 | 2000年末资产评估 | 2001年末 | 2001年末资产评估 | 2002年末 | 2002年末资产评估 |
|---|---|---|---|---|---|---|---|---|---|
| 电热干燥箱 | 1999 | 5 | 1 740 | 1 392 | 1 392 | 1 044 | 1 044 | 696 | 696 |
| 消毒高压锅 | 1999 | 5 | 1 530 | 1 224 | 1 224 | 918 | 918 | 612 | 612 |
| 新生儿低压吸引器① | 1999 | 5 | 7 000 | 5 600 | 5 600 | 4 200 | 4 200 | 2 800 | 2 800 |
| 高压消毒柜 | 2003 | 5 | 21 800 | 0 | 0 | 0 | 0 | 0 | 0 |
| 专业设备总计 | | | 380 520 | 251 421 | 251 421 | 192 869 | 192 869 | 134 318 | 134 318 |
| 救护车 | 1999 | 8 | 140 616 | 123 039 | 123 039 | 105 462 | 105 462 | 87 885 | 87 885 |
| 软床 | 1999 | 10 | 5 600 | 5 040 | 5 040 | 4 480 | 4 480 | 3 920 | 3 920 |
| 调剂台 | 1999 | 10 | 1 000 | 900 | 900 | 800 | 800 | 700 | 700 |
| 受摇柄床 | 1999 | 10 | 10 000 | 9 000 | 9 000 | 8 000 | 8 000 | 7 000 | 7 000 |
| 铁柄床 | 1999 | 10 | 14 000 | 12 600 | 12 600 | 11 200 | 11 200 | 9 800 | 9 800 |
| 冰柜 | 1999 | 10 | 4 500 | 4 050 | 4 050 | 3 600 | 3 600 | 3 150 | 3 150 |
| 冰箱 | 1999 | 10 | 7 190 | 6 471 | 6 471 | 5 752 | 5 752 | 5 033 | 5 033 |
| 电视机 | 1999 | 10 | 3 769 | 3 393 | 3 393 | 3 016 | 3 016 | 2 639 | 2 639 |
| 录象机 | 1999 | 10 | 2 500 | 2 250 | 2 250 | 2 000 | 2 000 | 1 750 | 1 750 |
| 电话机 | 1999 | 10 | 3 648 | 3 285 | 3 285 | 2 920 | 2 920 | 2 555 | 2 555 |
| 自来水泵系统 | 1999 | 10 | 15 000 | 13 500 | 13 500 | 12 000 | 12 000 | 10 500 | 10 500 |
| 锅炉暖气系统 | 1999 | 10 | 83 000 | 74 700 | 74 700 | 66 400 | 66 400 | 58 100 | 58 100 |
| 电脑② | 2001 | 10 | 17 898 | 0 | 0 | 17 898 | 17 898 | 16 110 | 16 110 |
| 打印机 | 2001 | 10 | 6 000 | 0 | 0 | 6 000 | 6 000 | 5 400 | 5 400 |
| UPS电源 | 2001 | 10 | 1 240 | 0 | 0 | 1 240 | 1 240 | 1 116 | 1 116 |
| 电脑桌椅 | 2001 | 10 | 1 090 | 0 | 0 | 1 090 | 1 090 | 981 | 981 |
| 铁皮柜 | 2001 | 10 | 550 | 0 | 0 | 0 | 0 | 495 | 495 |
| 热水器 | 2002 | 10 | 2 490 | 0 | 0 | 0 | 0 | 2 490 | 2 490 |
| 柴油发电机 | 2002 | 10 | 6 200 | 0 | 0 | 0 | 0 | 6 200 | 6 200 |
| 风扇 | 2003 | 10 | 1 050 | 0 | 0 | 0 | 0 | 0 | 0 |
| 传真机 | 2003 | 10 | 1 450 | 0 | 0 | 0 | 0 | 0 | 0 |
| 一般设备合计 | | | 328 791 | 258 228 | 258 228 | 251 858 | 251 858 | 225 824 | 225 824 |
| 固定资产总计 | | | 1 383 111 | 791 249 | 791 249 | 723 327 | 723 327 | 622 542 | 622 542 |

注：其中专业设备评估是按照1998年卫生部发布的《卫生院财务制度》规定的《卫生院专用设备提取年限表》中规定的年限提取折旧，"评估"部分基本与折旧后剩下的价值相等。资产评估主要是按照当前市场价格对固定资产评估进行评估。

由于四舍五入的原因，折旧后的数据与账面价值总数可能会有一点小的出入。

---

① 妇幼项目赠送。

② 以下设备均为卫生局赠送。

C 乡卫生院最终资产负债情况,见表5-55。

表5-55　用新的会计方法调整后C乡最终资产负债情况

（单位:元）

| 项目 | 2000 年末 | 2001 年末 | 2002 年末 |
|---|---|---|---|
| 资产总额 | 1 122 962 | 972 229 | 1 005 572 |
| 固定资产总额 | 791 249 | 723 327 | 622 542 |
| 流动资产总额 | 331 713 | 248 902 | 383 030 |
| 负债总额 | －116 769 | －21 871 | －127 199 |
| 所有者权益 | 1 006 193 | 950 358 | 878 374 |

C 乡卫生院收入支出情况分析

C 乡卫生院收入支出原始情况,见表5-56。

表5-56　C乡卫生院近3年①收入支出原始情况

（单位:元）

| 项目 | 2000 年末 | | 2001 年末 | | 2002 年末 | |
|---|---|---|---|---|---|---|
| | 绝对值（元） | 百分比（%） | 绝对值（元） | 百分比（%） | 绝对值（元） | 百分比（%） |
| 收入总计 | 995 107 | 100 | 999 859 | 100 | 991 346 | 100 |
| 财政补助收入 | 396 932 | 40 | 395 046 | 40 | 305 262 | 31 |
| 专项补助 | 223 000 | 22 | 150 000 | 15 | 150 000 | 15 |
| 上级补助收入 | 0 | 0 | 0 | 0 | 10 000 | 1 |
| 医疗收入 | 107 392 | 11 | 244 717 | 24 | 309 853 | 31 |
| 药品收入 | 337 268 | 34 | 275 906 | 28 | 291 118 | 29 |
| 其他收入 | 153 515 | 15 | 84 190 | 8 | 75 112 | 8 |
| 支出总计 | 934 452 | 100 | 962 303 | 100 | 962 645 | 100 |
| 医疗支出 | 316 078 | 34 | 368 394 | 38 | 331 498 | 34 |
| 药品支出 | 415 289 | 44 | 410 403 | 43 | 395 385 | 41 |
| 财政专项支出 | 203 000 | 22 | 139 350 | 14 | 170 000 | 18 |
| 其他支出 | 86 | 0 | 44 157 | 5 | 65 762 | 7 |
| 收支结余 | 60 656 | 100 | 37 556 | 100 | 28 701 | 100 |
| 减:财政专项补助结余 | 20 000 | 33 | 10 650 | 28 | －20 000 | －70 |
| 结余分配 | 40 655 | | 26 906 | | 48 701 | |

注:由于四舍五入的原因,可能出现支出＋收支结余的数字与收入有细微差别的情况。

2. 剥离财政收入下运营状况

表5-56表明,C乡卫生院在政府财政补助达到30%～40%的

① 指2000年、2001年和2002年,下同。

情况下,基本能够实现收支平衡并略有结余。从 C 乡卫生院的发展趋势来看,其业务收入的能力在逐渐加强,2002 年期间,在政府财政补贴减少近 23 个百分点的情况下还能实现收支平衡。政府在现有条件下如果实行财政断奶,同时卫生院也将与财政相关的项目全部剥离,单靠业务获得收入,则其运行情况如表 5-57 所示:

**表 5-57　剥离了财政补助后近 3 年 C 乡卫生院业务收支情况**

(单位:元)

| 项目 | 2000 年末 | 2001 年末 | 2002 年末 |
|---|---|---|---|
| 收入总计 | 629 799 | 649 366 | 704 313 |
| 防保补贴 | 31 624 | 44 554 | 28 230 |
| 医疗收入 | 107 392 | 244 717 | 309 853 |
| 药品收入 | 337 268 | 275 906 | 291 118 |
| 其他收入 | 153 515 | 84 190 | 75 112 |
| 支出总计 | 731 452 | 822 953 | 755 584 |
| 医疗支出 | 316 078 | 368 394 | 331 498 |
| 药品支出 | 415 289 | 410 403 | 395 385 |
| 其他支出 | 86 | 44 157 | 28 701 |
| 收支结余 | －101 653 | －173 586 | －51 270 |

注:计算出政府对乡镇卫生院人均年财政补贴数额(不含财政专项补助)①,乘以从事防保工作的人数即得到年防保补贴总额。从上文可以知道,C 乡卫生院的正式在编人员是 11 人,专门从事防保工作的人是 2 人,由此得到表中的数据。

表 5-57 表明,在扣除了财政补助以后,C 乡卫生院近 3 年业务收入均为亏损,平均亏损值为 10.5 万左右。而且连续 3 年的亏损额起伏较大,最小值与最大值之间相差达 12 万元之巨。

3. 考虑到资产回报后的运营状况

基于机会成本的概念,结合上面的资产负债分析和收入支出分析,在考虑资产回报(假设资产回报率为 5%,即我国的贷款利率)的情况下,我们试对 C 乡卫生院的产出情况进行分析。具体情况如表 5-58 所示:

① 财政专项补助通常是用于某种专项建设,如大型医疗设备的购置、基建等,一般不用来支付人员工资。

表 5-58　在要求资产回报的情况下 C 乡卫生院近 3 年经营情况

（单位：百元）

| 项目 | 2000 年末 | 2001 年末 | 2002 年末 |
| --- | --- | --- | --- |
| 净资产 | 1 122 962 | 950 358 | 878 373 |
| 净收入 | -101 653 | -173 586 | -51 270 |
| 回报率为 5%（单利）时要求资产回报 | 50 310 | 47 518 | 43 919 |
| 净产出 | -151 963 | -221 104 | -95 189 |

表 5-58 表明，加上合理的资产回报率后，C 乡卫生院近 3 年年平均亏损近 16 万元。

## 附录 1：H 区基本情况[①]

（一）H 区地理地貌及气候情况

H 区是北京市的远郊区，地处燕山南麓，北京东北部，北纬 40 度 14 分至 41 度 04 分，东经 116 度 17 分至 116 度 55 分。东临密云县，南与顺义、昌平相连，西与延庆县搭界，北与河北省赤城县、丰宁县、滦平县接壤。

H 区地域面积 2 128.7 平方公里，山区占 88.7% 地形南北狭长，呈哑铃状，南北长 128 公里，东西最窄 11 公里。地势北高南低，以著名的万里长城为界，北群山，南偎平原，层次鲜明地分为深山、浅山、平原类地区。境内最高点海拔 1 705 米，最低点海拔仅 34 米。

H 区属暖温带大陆性季风型半湿润气候，四季分明，雨热同期，夏季暖热湿润，冬季寒冷少雪。全年日照时数为 2 748 ～ 2 878 小时，年平均气温 9 ～ 13 度，积温 2 800 ～ 4 610 度。无霜期 170 ～ 200 天。年平均降水在 600 ～ 700 毫米，主要集中在 6 ～ 8 月份。

H 区地处首都饮用水源保护区，境内有四级以上河流 17 条，大小水库 22 座，山泉 774 处。年水资源总量 8.6 亿立方米，占全北京市水资源总量的 1/5。地表水质量达到国家二级标准。

① 资料来自 H 区信息网。

## （二）H区社会经济发展情况

**表5-59 北京市H区近3年国民经济和社会发展指标**

| | 单位 | 2000年末 | 2001年末 | 2002年末 |
|---|---|---|---|---|
| （一）人口 | | | | |
| 年末总人口 | 人 | 265 314 | 267 156 | 268 874 |
| 常住户籍人口 | 人 | — | 265 188 | 266 784 |
| （二）劳动力 | | | | |
| 从业人口数 | 人 | — | 139 200 | 161 221 |
| 职工人数 | 人 | — | 35 297 | 52 019 |
| 农村劳动力 | 人 | — | 80 357 | 84 731 |
| （三）GDP | 万元 | 379 223.7 | 448 749.0 | 521 739.8 |
| 第一产业 | 万元 | 38 529.4 | 42 058.9 | 45 227.4 |
| 第二产业 | 万元 | 203 574.7 | 249 851.2 | 290 827.2 |
| 第三产业 | 万元 | 137 119.6 | 156 838.9 | 185 685.2 |
| （四）工农业生产总值① | 万元 | 1 038 241.1 | 1 145 238.6 | 1 348 385.5 |
| （五）财政 | | | | |
| 财政收入 | 万元 | 27 380 | 41 772.0 | 54 792.0 |
| 税收收入 | 万元 | — | 41 275.0 | 53 529.0 |
| 财政支出 | 万元 | 105 006.0 | 12 836.0 | 149 195.0 |
| （六）职工工资 | | | | |
| 在岗职工工资总额 | 万元 | 46 625.2 | 57 875.9 | 82 771.3 |
| 在岗职工平均工资 | 元 | 13 662.0 | 16 172.0 | 15 776.2 |
| （七）人民生活 | | | | |
| 城镇居民人均可支配收入 | 元 | 9 472.0 | 10 262.0 | 11 160.0 |
| 城镇居民人均生活消费支出 | 元 | — | 7 684.0 | 8 403.0 |
| 农民人均年纯收入 | 元 | 4 128.8 | 4 583.2 | 5 302.8 |
| 农民人均生活消费支出 | 元 | — | 2 905.5 | 3 172.0 |
| （八）教育 | | | | |
| 学校总数 | 个 | 112 | 100 | 95 |
| 在校学生总数 | 人 | 43 457 | 40 461 | 39 901 |
| 小学 | 人 | 22 264 | 21 684 | 20 529 |
| 初中 | 人 | 14 614 | 13 137 | 11 560 |
| 高中 | 人 | 4 141 | 1 016 | 3 220 |
| 职高 | 人 | 2 438 | 1 849 | 2 004 |
| （九）卫生 | | | | |
| 卫生机构数 | 个 | 447 | 412 | 478 |
| 卫生院 | 个 | 10 | 10 | 10 |
| 卫生院 | 个 | 11 | 11 | 10 |
| 床位数 | 张 | 1 098 | 1 070 | 1 000 |
| 每千人拥有床位 | 张 | 4.2 | 4 | 3.4 |
| 卫生技术人员 | 人 | 1 516 | 1 546 | 1 510 |
| 医生 | 人 | 841 | 849 | 840 |
| 每千人拥有卫生技术人员 | 人 | 5.8 | 5.8 | 5.7 |

① 1990年不变价。

## 附录2:H区卫生院情况

H区采用“按乡建院”的形式建立乡镇卫生院，一共15个。1998年碾子乡和宝山寺乡合并成为宝山镇，乡镇卫生院也相应由15个变成14个。随着时间的推移，在各方面的条件支持下，一部分乡镇卫生院逐渐发展成了专科卫生院，但是还是承担着乡镇卫生院的功能（预防保健、基本医疗、基层卫生行政）。目前，整个H区有四个乡镇已经没有卫生院:H镇[由已经是二级甲等的卫生院承担城关的预防保健工作，由肛肠卫生院（一级）承担老城关乡的防保工作]，庙城镇由精康卫生院（一级精神病专科卫生院）承担预防保健工作，雁栖镇，由雁栖卫生院（原为骨伤专科卫生院，现为糖尿病专科卫生院）承担预防保健工作，汤河口镇，由原H区第二卫生院（2002年与H第一卫生院合并，成为它的一个分部）承担防保工作。其他10个乡镇还保留着乡镇卫生院。

## 二、北京市F区乡镇卫生院实证研究

### 北京市F区N乡卫生院

1. 现有会计制度下的运营状况，以及调整后的数据

N乡卫生院近4年资产负债情况

**表5-60　按照原有会计制度N乡卫生院近4年①资产负债情况②**

（单位:元）

| | 2000年末 | 2001年末 | 2002年末 | 2003年末 |
|---|---|---|---|---|
| 资产合计 | 1 452 137 | 1 432 032 | 1 476 449 | 1 610 778 |
| 流动资产合计 | 275 882 | 238 411 | 268 928 | 310 467 |
| 货币资金 | 90 728 | 93 766 | 173 328 | 163 050 |
| 应收医疗款 | 12 430 | -15 619 | -10 524 | -7 213 |
| 其他应收款 | 720 | -902 | 20 914 | 20 914 |

① 指2000年、2001年、2002年、2003年，下同。

② 根据实地调查的情况，在卫生部1998年发布的《卫生院会计制度》和《卫生院财务制度》中规定的一些项目，如“应收住院病人医药费”、“坏账准备”、“在加工材料”、“待摊费用”、“待处理流动资产净损失”、“对外投资”、“无形资产及开办费”、“待处理固定资产净损失”、“预提费用”账目均为空，故此处忽略不提。下同。

（续表）

| | 2000 年末 | 2001 年末 | 2002 年末 | 2003 年末 |
|---|---|---|---|---|
| 药品 | 232 198 | 244 301 | 168 063 | 253 778 |
| 减:药品进销差价 | 60 194 | 92 928 | 92 737 | 142 545 |
| 库存物资 | 0 | 9 794 | 9 884 | 13 484 |
| 固定资产 | 1 176 255 | 1 193 621 | 1 207 521 | 1 309 311 |
| 负债合计 | 131 010 | 99 499 | 135 731 | 165 630 |
| 流动负债 | 131 010 | 99 499 | 135 731 | 165 630 |
| 短期借款 | 0 | 0 | 0 | 0 |
| 应付账款 | 80 113 | 3 986 | 20 223 | 27 920 |
| 应付工资 | 0 | 0 | 0 | 0 |
| 应付社会保障费 | 0 | 0 | 0 | 0 |
| 其他应付款 | 50 898 | 95 513 | 115 509 | 137 710 |
| 固定负债 | 0 | 0 | 0 | 0 |
| 净资产总计 | 1 321 127 | 1 332 533 | 1 340 718 | 1 445 149 |

注:由于四舍五入的原因,可能出现数字有细微差别的情况。

对 N 乡卫生院近 4 年固定资产进行评估,结果见表 5-61。

**表 5-61 N 乡卫生院固定资产评估情况** （单位:元）

| 项目 | 购入时间 | 折旧年限 | 账面价值 | 2003 年末资产评估 |
|---|---|---|---|---|
| 地产 6 666.67 $m^2$ | 1988 | 20 | 10 393 | 10 393 |
| 门诊楼 980 $m^2$ | 1988 | 200 | 144 108 | 36 027 |
| 病房 760 $m^2$ | 1997 | 20 | 580 000 | 435 000 |
| 厨房 109 $m^2$ | 1988 | 20 | 5 800 | 1 450 |
| 宿舍 218 $m^2$ | 1988 | 20 | 11 515 | 2 879 |
| 其他 235 $m^2$ | 1988 | 20 | 12 978 | 3 245 |
| 围墙及地面假山 | 2000 | 20 | 182 732 | 155 323 |
| 房地产合计 | | | 947 527 | 644 316 |
| x 光机 | 1988 | 5 | 17 000 | 0 |
| 救护车 | 1988 | 8 | 10 000 | 0 |
| 救护车 | 1989 | 8 | 39 820 | 0 |
| b 超 | 1989 | 6 | 50 640 | 0 |
| 激光治疗仪 | 1996 | 5 | 3 000 | 0 |
| 中频仪 | 2002 | 6 | 5 100 | 4 250 |
| 牙科治疗机 | 1994 | 6 | 4 180 | 0 |
| 牙科手术包 | 1994 | 6 | 237 | 0 |
| 电冰箱 | 1988 | 5 | 1 840 | 0 |
| 电冰箱 | 1990 | 5 | 3 290 | 0 |

（续表）

| 项目 | 购入时间 | 折旧年限 | 账面价值 | 2003 年末资产评估 |
|---|---|---|---|---|
| 诊断床 | 1988 | 10 | 750 | 0 |
| 铁木床 | 1988 | 10 | 2 576 | 0 |
| 电风扇 | 1988 | 5 | 2 459 | 0 |
| 显微镜 | 1988 | 6 | 960 | 0 |
| 无影灯 | 1988 | 6 | 845 | 0 |
| 电动吸引器 | 1988 | 5 | 1 103 | 0 |
| $CO_2$ 激光机 | 1996 | 6 | 3 000 | 0 |
| 心电图机 | 1988 | 5 | 2 840 | 0 |
| 铅椅子 | 1988 | 8 | 900 | 0 |
| 中药柜 | 1988 | 10 | 2 000 | 0 |
| 调剂台 | 1988 | 10 | 1 000 | 0 |
| TDP 治疗器 | 1988 | 5 | 1 373 | 0 |
| 心脑检查治疗仪 | 1990 | 5 | 1 725 | 0 |
| 程控电话交换机 | 1997 | 5 | 4 200 | 0 |
| 胆石治疗仪 | 1990 | 5 | 83 950 | 0 |
| 光量子 | 1994 | 6 | 8 635 | 0 |
| 二屉桌 | 1988 | 10 | 2 550 | 0 |
| 沙发 | 1988 | 10 | 914 | 0 |
| 写字桌 | 1999 | 10 | 9 396 | 5 638 |
| 空调 | 1999 | 5 | 6 150 | 1 230 |
| 计算机 | 2001 | 5 | 17 366 | 10 420 |
| 计算机 | 2002 | 5 | 6 700 | 6 030 |
| 化验台 | 2002 | 5 | 2 100 | 1 680 |
| 药柜 | 2002 | 5 | 2 075 | 1 660 |
| 血球仪 | 2003 | 5 | 68 600 | 68 600 |
| 生化仪 | 2003 | 5 | 100 100 | 100 100 |
| 红外测温仪 | 2003 | 5 | 1 690 | 1 690 |
| 牵引床 | 1996 | 10 | 3 000 | 800 |
| 一般设备合计 | | | 474 064 | 202 097 |
| 固定资产合计 | | | 1 421 591 | 846 413 |

注：1. 专用和一般设备中，价值少于 100 元的，卫生院都没有记录金额，其他低值易耗品也都忽略不计。

2. 其中房产和递延资产按 1993 年财政部发布的《企业会计制度》中规定的年限提取折旧；专业设备评估是按照 1998 年卫生部发布的《医院财务制度》规定的《医院专用设备提取年限表》中规定的年限提取折旧，“评估”部分基本与折旧后剩下的价值相等。

表中值只是粗略概算，资产评估应按照市场价格对固定资产进行评估。

表5-61、表5-62中固定资产，是在没有考虑地产，以及对购入年限不详的均作零处理，情况下算得，由于地产通常是增值的，所以这种处理方法明显低估了资产总值。资产总值必然存在且高于表中计算值，按照真实值计算出的亏损还将更大，由于真实值无法确定，且表中计算值得出的结果已经足够说明问题，本研究采取了表中计算值，特此说明。

调整后的资产负债情况，见表5-62。

**表5-62　调整后N乡卫生院资产负债情况（单位：元）**

| 项目 | 2003年末 |
|---|---|
| 资产合计 | 1 155 093 |
| 流动资产合计 | 308 680 |
| 货币资金 | 163 050 |
| 其他应收款 | 20 914 |
| 存货 | 124 716 |
| 固定资产 | 846 413 |
| 负债合计 | 27 920 |
| 流动负债 | 27 920 |
| 短期借款 | 0 |
| 应付账款 | 27 920 |
| 应付工资 | 0 |
| 应付社会保障费 | 0 |
| 固定负债 | 0 |
| 所有者权益 | 1 127 173 |

表中值只是粗略概算，资产评估应按照市场价格对固定资产评估进行评估。

N乡卫生院近4年收入支出情况，见表5-63：

**表 5-63 按照原有会计制度 N 乡卫生院近 4 年收入支出情况**

（单位：元）

| 项目 | 2000 年末 | 2001 年末 | 2002 年末 | 2003 年末 |
| --- | --- | --- | --- | --- |
| 收入总计 | 853 436 | 894 049 | 1 095 406 | 1 378 791 |
| 财政补助收入 | 55 000 | 64 000 | 87 000 | 188 000 |
| 专项补助 | 0 | 0 | 0 | 0 |
| 上级补助 | 23 000 | 0 | 46 000 | 46 000 |
| 医疗收入 | 285 160 | 319 446 | 340 920 | 375 405 |
| 药品收入 | 410 153 | 481 767 | 581 281 | 742 687 |
| 其他收入 | 80 123 | 28 836 | 40 204 | 26 699 |
| 支出总计 | 843 851 | 911 235 | 1 086 984 | 1 376 110 |
| 医疗支出 | 492 695 | 469 593 | 657 936 | 886 027 |
| 药品支出 | 351 156 | 441 643 | 429 048 | 490 083 |
| 财政专项支出 | 0 | 0 | 0 | 0 |
| 其他支出 | 0 | 0 | 0 | 0 |
| 收支结余 | 9 585 | －17 186 | 8 421 | 2 681 |
| 结余分配 | 9 585 | －17 186 | 8 421 | 2 681 |

由表 5-63 计算分析可知，2000～2003 年间，N 乡卫生院的补贴收入为 50.9 万元，占到卫生院总收入的 12.1%。4 年来该卫生院的运营状况是“盈—亏—盈”，呈“V”字型的波动状态。

2. 剥离财政收入后的运营状况

表 5-63 表明，虽然近 4 年来，政府财政补贴波动很大，但是在这种情况下，4 年财政补助收入仍然占总体收入的 12.1% 左右，总额达到 50.9 万元。在这种条件下，卫生院基本上可以实现收支平衡，并略有结余。政府如果在现有条件下实行财政断奶，同时卫生院也将与财政有关的项目剥离，单靠业务收入，并且将多年结转下来的，实际上不会支付的“其他应付款”，4 年平均分担，做营业外收入计算；同时，将实际上收不回来的“应收医疗款”4 年平均分担，做营业外支出处理。则其运行情况如表 5-64 所示：

表 5-64 剥离了财政补助后近 4 年 N 乡卫生院业务收支情况

（单位:元）

| | 2000 年末 | 2001 年末 | 2002 年末 | 2003 年末 |
|---|---|---|---|---|
| 收入总计 | 779 769 | 833 604 | 969 794 | 1 157 791 |
| 防保补贴 | 4 333 | 3 556 | 7 389 | 13 000 |
| 医疗收入 | 285 160 | 319 446 | 340 920 | 375 405 |
| 药品收入 | 410 153 | 481 767 | 581 281 | 742 687 |
| 其他收入 | 80 123 | 28 836 | 40 204 | 26 699 |
| 支出总计 | 843 851 | 911 235 | 1 086 984 | 1 376 110 |
| 医疗支出 | 492 695 | 469 593 | 657 936 | 886 027 |
| 药品支出 | 351 156 | 441 643 | 429 048 | 490 083 |
| 财政专项支出 | 0 | 0 | 0 | 0 |
| 其他支出 | 0 | 0 | 0 | 0 |
| 营业利润 | －64 081 | －77 631 | －117 190 | －218 319 |
| 营业外收入 | 34 427 | 34 427 | 34 427 | 34 427 |
| 营业外支出 | －1 803 | －1 803 | －1 803 | －1 803 |
| 净利润 | －27 851 | －41 400 | －80 959 | －182 088 |

注:由于财政拨款没有具体区分医疗和预防保健两种用途,在卫生院的财务报表中也没有分列两类拨款的金额,本研究采取了粗略计算的方法:乡镇卫生院人均年财政补贴金额 * 从事预防保健工作的人数 = 年预防保健补贴金额。

表 5-64 表明,如果剥离了政府财政补助,则 N 卫生院近 4 年来亏损总额达到 33.2 万元,平均每年亏损 8.3 万元。

3. 考虑资产回报后的运营状况

基于机会成本的概念,结合该卫生院资产负债和收入支出分析,应考虑资产回报问题,若按照单利 5% 的情况下要求资产回报(现行的贷款利率,经营活动的投资回报要求应高于贷款,否则这笔钱可以贷给其他支付得起贷款利息的经营者),则其净产出情况如表 5-65 所示:

表 5-65　在要求资产回报的情况下 N 乡卫生院的净产出情况

（单位：元）

| | 2003 年末 |
|---|---|
| 净资产 | 1 127 173 |
| 净收入 | -182 088 |
| 5%（单利）时要求资产回报 | 56 359 |
| 净产出 | -238 447 |

由表 5-65 可以看出，在要求资产回报的情况下，N 乡卫生院近 2003 年净产出约为 -24 万元。也就是说，卫生院不仅没有给社会创造经济效益，反而消耗了 24 万元左右的社会资源。

## 附录：F 区 N 乡卫生院背景资料以及访谈纪要

### N 乡卫生院的一般情况

N 乡卫生院距离区政府所在地良乡 18 公里，驱车约需 20 分钟，距离北京市四环 35 公里，紧邻正在修建的六环，路况良好，交通便利。距与其最近的交道卫生院 4 公里，窑上卫生院 5 公里。附近存在较多个体医生（原 N 乡范围内存在 27 个个体诊所），日门诊量 40～50 人。总服务人口约 14 000 人。

N 乡卫生院始建于 1972 年，由联合诊所转为乡镇卫生院，84 年由乡政府与卫生局联合兴建门诊楼，建筑面积 2 347 平方米。全院共有工作人员 25 人，其中 18 个正式职工，7 个临时工。下辖 3 个社区卫生服务站，所用房屋有 2 个为租用当地民居，另外 1 个为大队无偿提供。每站 2 人，工资由院内统一发放，药品也由院内统一管理。卫生院实行业绩与工资挂钩的制度。院内最低工资 1 200 元/月，最高 3 000 元/月。在当地属于中上等水平。院内只有 1 人专管防保业务，预防针可以到卫生院来打，也可以在村医那儿打。并且卫生院每月召开一次村医例会，免费对村医传达一些文件政策，但不对其进行技术指导。院长坦言该卫生院“可有可无，关门也没事，就是预防保健必须保留。”认为如果把预防保健的钱拿出来，肯定会有人愿意承包这项业务，他自己就会承包，前提必须制定严格的管理制度，如果有了大型传染病，村医必须完全配合，这样才能进行控制。如出现不配合的情况，则应给予严厉的处罚，如吊销其行医资格。

## 三、北京市 F 区 S 乡卫生院个案

### 1. 现有会计制度下的运营状况，以及调整后的数据

S 乡卫生院近 4 年资产负债情况，见表 5-66。

**表 5-66　按照原有会计制度 S 卫生院近 4 年资产负债情况**

（单位：元）

| | 2000 年末 | 2001 年末 | 2002 年末 | 2003 年末 |
|---|---|---|---|---|
| 资产合计 | 4 343 660 | 4 643 726 | 4 651 590 | 4 865 171 |
| 流动资产合计 | 1 022 455 | 1 162 583 | 1 052 951 | 1 056 253 |
| 货币资金 | 151 904 | 222 437 | 354 484 | 244 133 |
| 应收医疗款 | 236 633 | 192 419 | 188 009 | 204 974 |
| 其他应收款 | 279 444 | 384 445 | 103 915 | 187 954 |
| 药品 | 472 109 | 608 012 | 621 107 | 688 241 |
| 减：药品进销差价 | 147 910 | 278 274 | 257 518 | 312 902 |
| 库存物资 | 30 275 | 33 545 | 42 953 | 43 853 |
| 固定资产 | 3 321 205 | 3 481 143 | 3 598 638 | 3 808 918 |
| 负债合计 | 858 272 | 739 953 | 326 079 | 348 158 |
| 流动负债 | 858 272 | 739 953 | 326 079 | 348 158 |
| 短期借款 | 0 | 0 | 0 | 0 |
| 应付账款 | 222 356 | 116 406 | 111 502 | 248 113 |
| 应付工资 | 0 | 0 | 0 | 0 |
| 应付社会保障费 | －13 065 | －11 865 | －9 544 | －7 304 |
| 其他应付款 | 398 982 | 391 258 | 224 120 | 107 349 |
| 预提费用 | 250 000 | 2 441 547 | | |
| 固定负债 | 0 | 0 | 0 | 0 |
| 净资产总计 | 3 485 388 | 3 903 773 | 4 325 511 | 4 517 013 |

对 S 乡卫生院 2003 年的固定资产进行评估，结果见表 5-67。

**表 5-67　S 乡卫生院 2003 年固定资产评估情况**

（单位：元）

| 项　　目 | 购入时间 | 折旧年限 | 账面价值 | 2003 评估 |
|---|---|---|---|---|
| 门诊室 | 1988 | 20 | 26 880 | 6 720 |
| 家属宿舍 | 1988 | 20 | 7 200 | 1 800 |
| 职工食堂 | 1988 | 20 | 5 824 | 1 456 |
| 南排宿舍 | 1988 | 20 | 5 120 | 1 280 |
| 北排宿舍 | 1988 | 20 | 5 120 | 1 280 |
| 会计室、办公室、库房 | 1988 | 20 | 12 500 | 3 125 |
| 药房、病房、尸间 | 1988 | 20 | 29 400 | 7 350 |
| 自行车棚 | 1988 | 20 | 900 | 225 |
| 厕所 | 1988 | 20 | 650 | 163 |
| 车库、煤库 | 1988 | 20 | 9 044 | 2 261 |
| 煤库 | 1991 | 20 | 2 800 | 1 120 |
| 锅炉房 | 1991 | 20 | 900 | 360 |
| 自行车棚 | 1991 | 20 | 7 200 | 2 880 |
| 围墙 | 1988 | 20 | 3 045 | 761 |
| 新建卫生院 | 1997 | 20 | 3 050 000 | 2 135 000 |
| 房地产合计 | | | 3 166 583 | 2 167 784 |
| 糖衣机 | 1988 | 5 | 1 166 | 0 |
| 压片机 | 1988 | 5 | 143 | 0 |
| B 超 | 1988 | 6 | 37 000 | 0 |
| 照相机 | 1991 | 5 | 1 628 | 0 |
| 牙科综合治疗台 | 1992 | 6 | | |
| 照相机架 | 1993 | 5 | 14 000 | 0 |
| 激光治疗机 | 1993 | 5 | 110 | 0 |
| 吸引器 | 1988 | 5 | 5 800 | 0 |
| 电动吸引器 | 1994 | 5 | 1 067 | 0 |
| 电流产机 | 1999 | 5 | 1 250 | 0 |
| 显微镜 | 1988 | 6 | 1 655 | 331 |
| 生物显微镜 | 1992 | 6 | 2 255 | 0 |
| 电热干燥箱 | 1988 | 5 | 1 860 | 0 |
| 光电比色计 | 1988 | 5 | 458 | 0 |
| 微量振荡器 | 1991 | 5 | 322 | 0 |
| 定时钟 | 1991 | 5 | 546 | 0 |
| 污物桶 | 1991 | 5 | 127 | 0 |
| 分光光度计 | 1992 | 5 | 87 | 0 |
| 电热恒温箱 | 1988 | 5 | 2 830 | 0 |

（续表）

| 项　目 | 购入时间 | 折旧年限 | 账面价值 | 2003 评估 |
| --- | --- | --- | --- | --- |
| 电热恒温箱 | 1992 | 5 | 150 | 0 |
| 恒温培养箱 | 1988 | 5 | 632 | 0 |
| 离心机 | 1988 | 5 | 384 | 0 |
| 酸缸 | 1988 | 5 | 603 | 0 |
| 电冰箱 | 1988 | 5 | 218 | 0 |
| 电冰箱 | 1990 | 5 | 3 650 | 0 |
| 电冰箱 | 1992 | 5 | 2 664 | 0 |
| 电冰柜 | 1994 | 5 | 1 380 | 0 |
| 天平 | 1988 | 5 | 1 280 | 0 |
| 紫外线灯 | 1988 | 5 | 110 | 0 |
| 紫外线灯 | 1991 | 5 | 222 | 0 |
| 紫外线杀菌车 | 1992 | 5 | 146 | 0 |
| 产床 | 1988 | 10 | 432 | 0 |
| 手术床 | 1993 | 10 |  |  |
| 产床 | 1994 | 10 | 230 | 0 |
| 手术灯 | 1988 | 5 | 2 000 | 0 |
| TDP 磁疗仪 | 1988 | 6 | 1 430 | 143 |
| 电离子导入仪 | 1989 | 5 | 875 | 0 |
| 治疗机 | 1989 | 5 | 1 426 | 0 |
| 综合治疗仪 | 1991 | 5 | 480 | 0 |
| 担架 | 1988 | 10 | 134 | 0 |
| X 光机 | 1988 | 6 | 98 | 0 |
| X 光机 | 1989 | 6 | 163 | 0 |
| X 光机 | 1992 |  | 3 694 | 0 |
| X 光机 | 1991 | 6 | 15 350 | 0 |
| X 光机调出 | 1999 | 6 | －15 350 | 0 |
| 心脑检查仪 | 1988 | 5 | 22 000 | 0 |
| 超声物化仪 | 1990 | 6 | 15 000 | 0 |
| 心电记录仪 | 1990 | 5 | 3 340 | 0 |
| 胸腺透照仪 | 1990 | 6 | 483 | 0 |
| 心电图机 | 1992 | 5 | 1 568 | 0 |
| 呼吸机 | 1994 | 5 | 2 150 | 0 |
| 血球分类计数仪 | 1988 | 5 | 9 560 | 0 |
| 氧气瓶 | 1988 | 10 | 1 932 | 0 |
| 氧气瓶 | 1991 | 10 | 77 | 0 |
| 十二指肠减压器 | 1988 | 5 | 299 | 0 |

（续表）

| 项　　目 | 购入时间 | 折旧年限 | 账面价值 | 2003 评估 |
|---|---|---|---|---|
| 洗胃机 | 1992 | 5 | 260 | 0 |
| 消毒器 | 1988 | 5 | 147 | 0 |
| 消毒锅 | 1989 | 5 | 1 296 | 0 |
| 电动消毒锅 | 1991 | 5 | | |
| 电动消毒锅 | 1993 | 5 | 376 | 0 |
| 输液架 | 1988 | 5 | 217 | 0 |
| 输液架 | 1989 | 5 | 614 | 0 |
| 器械柜 | 1988 | 5 | 956 | 0 |
| 换药台 | 1988 | 5 | 255 | 0 |
| 牙科椅 | 1988 | 5 | 200 | 0 |
| 检眼镜 | 1992 | 5 | 420 | 0 |
| 牙科椅 | 1993 | 6 | 215 | 0 |
| 体重计 | 1988 | 5 | 261 | 0 |
| 体重计 | 1993 | 5 | 130 | 0 |
| 牵引床 | 1988 | 10 | 2 800 | 0 |
| 诊断床 | 1988 | 10 | 230 | 0 |
| 离子交换纯水器 | 1988 | 5 | 749 | 0 |
| 蒸馏水器 | 1992 | 5 | 120 | 0 |
| 血压计 | 1988 | 5 | 512 | 0 |
| 血压计 | 1990 | 5 | 388 | 0 |
| 西药调剂台 | 1988 | 5 | 708 | 0 |
| 中药斗子 | 1988 | 10 | 364 | 0 |
| 中药柜 | 1993 | 10 | 52 | 0 |
| 药架子 | 1988 | 10 | 150 | 0 |
| 药架子 | 1989 | 10 | 773 | 0 |
| 单人床 | 1988 | 10 | 3 500 | 0 |
| 单人床 | 1990 | 10 | 1 655 | 0 |
| 病床用垫子 | 1988 | 10 | 1 408 | 0 |
| 写字台 | 1988 | 10 | 155 | 0 |
| 写字台 | 1989 | 10 | 225 | 0 |
| 桌子 | 1988 | 10 | | |
| 办公桌 | 1992 | 10 | 344 | 0 |
| 床头柜 | 1988 | 10 | 280 | 0 |
| 床头桌 | 1989 | 10 | 190 | 0 |
| 长椅子 | 1988 | 10 | 1 328 | 0 |
| 椅子 | 1988 | 10 | 520 | 0 |

（续表）

| 项　目 | 购入时间 | 折旧年限 | 账面价值 | 2003 评估 |
|---|---|---|---|---|
| 处理旧椅子 | 1989 | | 249 | 0 |
| 椅子 | 1990 | 10 | 468 | 0 |
| 木椅子 | 1991 | 10 | 150 | 0 |
| 转椅 | 1988 | 10 | 779 | 0 |
| 凳子 | 1988 | 10 | －245 | 0 |
| 方凳 | 1989 | 10 | 600 | 0 |
| 木床 | 1988 | 10 | 160 | 0 |
| 铺板凳 | 1988 | 10 | 143 | 0 |
| 保险柜 | 1988 | 10 | 246 | 0 |
| 文件柜 | 1988 | 10 | 250 | 0 |
| 小书柜 | 1988 | 10 | 90 | 0 |
| 碗柜 | 1988 | 10 | 469 | 0 |
| 连二柜橱 | 1988 | 10 | 1 205 | 0 |
| 角柜 | 1988 | 10 | 560 | 0 |
| 镜子 | 1997 | 5 | 130 | 0 |
| 蚊帐 | 1988 | 5 | 120 | 0 |
| 被罩 | 1988 | 5 | 208 | 0 |
| 被子 | 1988 | 5 | 60 | 0 |
| 褥子 | 1988 | 5 | 750 | 0 |
| 单子 | 1988 | 5 | 64 | 0 |
| 枕头 | 1988 | 5 | 42 | 0 |
| 救护车 | 1988 | 8 | 189 | 0 |
| 出售救护车 | 1999 | | | |
| 救护车装具 | 1988 | 5 | 89 | 0 |
| 洗衣机 | 1988 | 5 | 8 | 0 |
| 洗衣机 | 1992 | 5 | 18 | 0 |
| 电视机 | 1988 | 5 | 35 900 | 0 |
| 彩电 | 1991 | 5 | －35 900 | 0 |
| 出售电视机 | 1994 | 5 | 865 | |
| 电扇 | 1988 | 5 | 180 | 0 |
| 排风扇 | 1989 | 5 | 860 | 0 |
| 台扇 | 1991 | 5 | 1 025 | 0 |
| 电扇 | 1993 | 5 | 3 000 | 0 |
| 电扇 | 1995 | 5 | －3 025 | 0 |
| 冷热风机 | 1988 | 5 | 2 120 | 0 |
| 电暖气 | 1994 | 5 | 235 | 0 |

（续表）

| 项　　目 | 购入时间 | 折旧年限 | 账面价值 | 2003评估 |
|---|---|---|---|---|
| 录音机 | 1988 | 5 | 636 | 0 |
| 录音机 | 1991 | 5 | 237 | 0 |
| 油印机 | 1988 | 5 | 346 | 0 |
| 计算器 | 1988 | 5 | 305 | 0 |
| 计算器 | 1989 | 5 | 262 | 0 |
| 出售计算器 | 1989 | | 317 | 0 |
| 万用表 | 1992 | 5 | 370 | 0 |
| 伪钞报警器 | 1993 | 5 | 126 | 0 |
| 双轮车 | 1988 | 8 | 220 | 0 |
| 磅秤 | 1988 | 5 | 70 | 0 |
| 干粉灭火器 | 1988 | 5 | －54 | |
| 电子挂钟 | 1988 | 5 | 342 | 0 |
| 黑板 | 1988 | 5 | 696 | 0 |
| 梯子 | 1988 | 5 | 200 | 0 |
| 炉子 | 1988 | 5 | | |
| 炉子 | 1989 | 5 | 100 | 0 |
| 水暖炉 | 1991 | 5 | 64 | 0 |
| 大筛子 | 1988 | 5 | 50 | 0 |
| 大板凳 | 1988 | 10 | 105 | 0 |
| 手电钻 | 1989 | 5 | 75 | 0 |
| 应急灯 | 1994 | 5 | 176 | 0 |
| 台球桌 | 1991 | 10 | 400 | 0 |
| 出售台球桌 | 1994 | | 189 | 0 |
| 吹风机 | 1991 | 5 | 30 | 0 |
| 焊茶炉 | 1991 | 5 | 10 | 0 |
| 煤气炉 | 1995 | 5 | 193 | 0 |
| 一般设备合计 | | | 192 941 | 474 |
| 固定资产合计 | | | 3 359 524 | 2 168 258 |

注：1. 专用和一般设备中，价值少于100元的，卫生院都没有记录金额，其他低值易耗品也都忽略不计。

2. 其中房产和递延资产按1993年财政部发布的《企业会计制度》中规定的年限提取折旧；专业设备评估是按照1998年卫生部发布的《医院财务制度》规定的《医院专用设备提取年限表》中规定的年限提取折旧，“评估”部分基本与折旧后剩下的价值相等。

表5-67中固定资产账面价值为3 808 918元，与固定资产台账中资产合计登记值3 359 524元，相差近45万元，系卫生院漏登。

表5-66、表5-67中固定资产，是在没有考虑地产，以及对购入年限不详的均作零处理，情况下算得，由于地产通常是增值的，所以这种处理方法明显低估了资产总值。资产总值必然存在且高于表中计算值，按照真实值计算出的亏损还将更大，由于真实值无法确定，且表中计算值得出的结果已经足够说明问题，本研究采取了表中计算值，特此说明。

表中值只是粗略概算，资产评估应按照市场价格对固定资产进行评估。

调整后的资产负债情况，见表5-68。

**表5-68　调整后的S乡卫生院资产负债情况**（单位：元）

| | 2003年末 |
|---|---|
| 资产合计 | 3 019 537 |
| 流动资产合计 | 851 279 |
| 货币资金 | 244 133 |
| 其他应收款 | 187 954 |
| 存货 | 419 192 |
| 固定资产 | 2 168 258 |
| 负债合计 | 240 809 |
| 流动负债 | 240 809 |
| 短期借款 | 0 |
| 应付账款 | 248 113 |
| 应付工资 | 0 |
| 应付社会保障费 | -7 304 |
| 固定负债 | 0 |
| 所有者权益 | 2 778 728 |

S乡卫生院近4年收入支出情况，见表5-69。

**表5-69　按照原有会计制度S乡卫生院近4年收入支出情况**

（单位：元）

| | 2000年末 | 2001年末 | 2002年末 | 2003年末 |
|---|---|---|---|---|
| 收入总计 | 2 027 701 | 2 156 312 | 2 592 675 | 2 782 711 |
| 财政补助收入 | 152 000 | 170 000 | 300 000 | 223 000 |
| 专项补助 | 0 | 0 | 70 000 | 198 000 |
| 上级补助 | 62 274 | 35 360 | 90 000 | 2 000 |
| 医疗收入 | 316 337 | 294 986 | 333 707 | 343 064 |

（续表）

| | 2000 年末 | 2001 年末 | 2002 年末 | 2003 年末 |
|---|---|---|---|---|
| 药品收入 | 1 353 912 | 1 441 392 | 1 759 684 | 1 814 339 |
| 其他收入 | 143 178 | 214 574 | 39 283 | 202 308 |
| 支出总计 | 1 945 765 | 1 792 589 | 2 223 089 | 2 512 094 |
| 医疗支出 | 994 867 | 778 970 | 933 928 | 968 884 |
| 药品支出 | 950 897 | 1 013 619 | 1 219 161 | 1 335 949 |
| 财政专项支出 | 0 | 0 | 70 000 | 198 000 |
| 其他支出 | 0 | 0 | 0 | 9 261 |
| 收支结余 | 81 937 | 363 723 | 369 586 | 270 617 |
| 结余分配 | 81 937 | 363 723 | 369 586 | 270 617 |

表 5-69 表明，虽然近 4 年来，政府财政补贴波动很大，但是在这种情况下，4 年补贴收入仍然占总体收入的 11% 左右，总额达到 103.5 万元。在这种条件下，实现利润 108.6 万元，平均每年实现利润约 27 万元。

2. 剥离财政收入后的运营状况

如果在现有条件下政府仅保留对防保的补贴，即卫生院与财政有关的其他项目剥离，单靠业务收入。则其运行情况如表 5-70 所示：

**表 5-70 剥离了财政补助后 S.乡卫生院近 4 年的收支情况**

（单位：元）

| | 2000 年末 | 2001 年末 | 2002 年末 | 2003 年末 |
|---|---|---|---|---|
| 收入总计 | 1 832 907 | 1 969 620 | 2 238 129 | 2 578 165 |
| 防保补贴 | 19 479 | 18 669 | 35 455 | 20 455 |
| 专项补助 | | | 70 000 | 198 000 |
| 医疗收入 | 316 337 | 394 986 | 333 707 | 343 064 |
| 药品收入 | 1 353 912 | 1 441 392 | 1 759 684 | 1 814 339 |
| 其他收入 | 143 178 | 214 574 | 39 283 | 202 308 |
| 支出总计 | 1 945 765 | 1 792 589 | 2 223 089 | 2 512 094 |
| 医疗支出 | 994 867 | 778 970 | 933 928 | 968 884 |
| 药品支出 | 950 897 | 1 013 619 | 1 219 161 | 1 335 949 |
| 财政专项支出 | 0 | 0 | 70 000 | 198 000 |
| 其他支出 | 0 | 0 | 0 | 9 261 |
| 营业利润 | －112 858 | 177 032 | 15 040 | 66 071 |
| 营业外收入 | 26 837 | 26 837 | 26 837 | 26 837 |
| 营业外支出 | 51 244 | 51 244 | 51 244 | 51 244 |
| 净利润 | －137 264 | 152 625 | －9 366 | 41 665 |

表5-70表明,如果剥离了政府财政补助,则S乡卫生院近4年来盈利14.5万元,平均每年盈利3.6万元。

3. 卫生院经济效益产出分析

基于机会成本的概念,结合该卫生院资产负债和收入支出分析,应考虑资产回报问题,若按照单利5%的情况下要求资产回报(现行的贷款利率,经营活动的投资回报要求应高于贷款,否则这笔钱可以贷给其他支付得起贷款利息的经营者)。其净产出情况如表5-71所示:

**表5-71 按照原有会计制度S乡卫生院近2003年收入支出情况**

(单位:元)

| | 2003年末 |
|---|---|
| 净资产 | 2 778 728 |
| 净收入 | 66 071 |
| 5%(单利)时要求资产回报 | 138 936 |
| 净产出 | -72 865 |

由表5-71可以看出,在要求资产回报的情况下,S乡卫生院2003年净产出-7.3万元。

## 附录:F区S乡卫生院背景资料以及访谈纪要

S乡卫生院距离区政府所在地40公里,交通便利,驱车约需40分钟。距离北京市四环60公里,路况良好,交通便利。距与其最近的H卫生院5公里,L卫生院6公里。附近存在较多个体医生,全镇共有30家个体诊所,但是有行医执照的仅9家。日门诊量60～70人。总服务人口约30 000人。

S乡卫生院始建于1954年,1997年由市、区、乡三级联合兴建门诊楼,建筑面积1 900平方米。全院共有工作人员55人,其中33个正式职工,20个临时工,返聘2人。全镇共12个村,村村建有社区卫生服务站,社区服务站所用房屋均为租用。每站至少3名医务人员,多则5至6人,工资由院内统一发放,药品也由院内统一管理。院内工作人员最低工资1 200元/月,最高1 900元/月,平均约1 500元/月。在当地属于中等水平。院内有3人专管防保业务,打预防针由社区卫生服务站和村医一起负责。并且卫生院每月召开2次村医例会,对村医传达一些文件政策,且对其进行技术指导。另外每次每人给予5元补助,否则没有人来。

院长认为,如果撤销乡镇卫生院,把防保独立出来,则无法保证防保工作的顺利进行,例如千人以下的村,由村医与防保业务承包者签约负责防保,则可能会出现村医挣的不够吃的现象。

## 四、北京市F区L乡卫生院

### 1. 现有会计制度下运营状况

L乡卫生院近4年资产负债情况,见表5-72。

**表5-72　按照原有会计制度L乡卫生院近4年资产负债情况**

(单位:元)

| | 2000年末 | 2001年末 | 2002年末 | 2003年末 |
|---|---|---|---|---|
| 资产合计 | 3 780 963 | 3 348 975 | 3 813 392 | 4 377 198 |
| 流动资产合计 | 897 641 | 576 416 | 773 086 | 1 029 658 |
| 货币资金 | 275 696 | 196 121 | 104 889 | 317 551 |
| 应收医疗款 | －139 748 | －134 187 | －58 191 | －123 477 |
| 其他应收款 | 118 041 | 1 406 | 10 037 | 6 284 |
| 药品 | 824 142 | 810 552 | 1 163 113 | 1 319 503 |
| 减:药品进销差价 | 200 474 | 322 550 | 455 627 | 496 961 |
| 库存物资 | 19 983 | 25 074 | 8 865 | 6 758 |
| 固定资产 | 2 883 322 | 2 772 559 | 3 040 306 | 3 347 540 |
| 负债合计 | 309 204 | 587 914 | 596 860 | 804 559 |
| 流动负债 | 293 512 | 571 570 | 580 516 | 804 559 |
| 短期借款 | 0 | 0 | 0 | 0 |
| 应付账款 | 297 343 | 171 877 | 174 582 | 331 766 |
| 应付工资 | 0 | 0 | 0 | 0 |
| 应付社会保障费 | 0 | 0 | 0 | 0 |
| 其他应付款 | －3 830 | 366 982 | 371 304 | 419 058 |
| 预提费用 | | 32 711 | 34 630 | 53 735 |
| 固定负债 | 15 692 | 16 344 | 16 344 | 0 |
| 净资产合计 | 3 471 758 | 276 161 | 3 216 532 | 3 572 639 |
| 事业基金 | 32 105 | 31 800 | 25 134 | 50 895 |
| 固定基金 | 2 883 322 | 2 772 559 | 3 040 306 | 3 347 540 |
| 专用基金 | 556 331 | －43 298 | 151 091 | 174 204 |
| 负债及净资产总计 | 3 780 963 | 3 348 975 | 3 813 392 | 4 377 198 |

注:L乡卫生院由于院长的更替,于2002年对固定资产进行折旧,且调查组没能拿到固定资产明细账,无法对固定资产进行评估。在这里认为该院对固定资产的评估合理,按照其账面数字进行计算分析。

调整后的L乡卫生院近4年资产负债情况见表5-73。

**表5-73 调整后的L乡卫生院近4年资产负债情况**

（单位：元）

| | 2000年末 | 2001年末 | 2002年末 | 2003年末 |
|---|---|---|---|---|
| 资产合计 | 3 920 710 | 3 483 162 | 3 871 584 | 4 500 675 |
| 流动资产合计 | 1 037 388 | 710 603 | 831 277 | 1 153 135 |
| 货币资金 | 275 696 | 196 121 | 104 889 | 317 551 |
| 其他应收款 | 118 041 | 1 406 | 10 037 | 6 284 |
| 存货 | 643 651 | 513 076 | 716 352 | 829 300 |
| 固定资产 | 2 883 322 | 2 772 559 | 3 040 306 | 3 347 540 |
| 负债合计 | 313 035 | 188 221 | 190 926 | 331 766 |
| 流动负债 | 297 343 | 171 877 | 174 582 | 331 766 |
| 短期借款 | 0 | 0 | 0 | 0 |
| 应付账款 | 297 343 | 171 877 | 174 582 | 331 766 |
| 应付工资 | 0 | 0 | 0 | 0 |
| 应付社会保障费 | 0 | 0 | 0 | 0 |
| 固定负债 | 15 692 | 16 344 | 16 344 | 0 |
| 所有者权益 | 3 607 676 | 3 294 941 | 3 680 658 | 4 168 909 |

L乡卫生院近4年收入支出情况分析，见表5-74。

**表5-74 按照原有会计制度L乡卫生院近4年收入支出情况**

（单位：元）

| | 2000年末 | 2001年末 | 2002年末 | 2003年末 |
|---|---|---|---|---|
| 收入总计 | 2 211 062 | 3 154 506 | 4 520 826 | 6 286 084 |
| 财政补助收入 | 80 000 | 70 000 | 340 000 | 762 000 |
| 专项补助 | 0 | 0 | 0 | 0 |
| 上级补助 | 0 | 75 000 | 37 600 | 5 000 |
| 医疗收入 | 692 816 | 929 677 | 945 795 | 1 094 824 |
| 药品收入 | 1 373 815 | 1 951 727 | 3 143 893 | 4 359 497 |
| 其他收入 | 64 431 | 128 102 | 53 538 | 64 763 |
| 支出总计 | 2 288 761 | 3 131 589 | 4 517 991 | 6 221 683 |
| 医疗支出 | 1 102 284 | 1 628 443 | 1 683 617 | 2 006 212 |
| 药品支出 | 1 166 568 | 1 499 689 | 2 774 106 | 4 052 747 |
| 财政专项支出 | 0 | 0 | 0 | 150 000 |
| 其他支出 | 19 910 | 3 458 | 60 268 | 12 724 |
| 收支结余 | −77 699 | 22 917 | 2 835 | 64 401 |
| 结余分配 | −77 699 | 22 917 | 2 835 | 64 401 |

表 5-74 表明，虽然近 4 年来，政府财政补贴波动很大，但是在这种情况下，4 年财政补助收入仍然占总体收入的 7.5% 左右，总额达到 122 万元。在这种条件下，除去 2000 年亏损 7.8 万元外，卫生院基本上可以实现收支平衡，并略有结余。

2. 剥离财政补助后的运营状况

政府如果在现有条件下实行财政断奶，同时卫生院也将与财政有关的项目剥离，单靠业务收入。则其运行情况如表 5-75 所示：

**表 5-75 剥离了财政补助后 L 乡卫生院近 4 年收支情况**

（单位：元）

| | 2000 年末 | 2001 年末 | 2002 年末 | 2003 年末 |
|---|---|---|---|---|
| 收入总计 | 2 136 062 | 3 018 569 | 4 166 826 | 5 567 022 |
| 防保补贴 | 5 000 | 9 063 | 23 600 | 47 938 |
| 医疗收入 | 692 816 | 929 677 | 945 795 | 1 094 824 |
| 药品收入 | 1 373 815 | 1 951 727 | 3 143 893 | 4 359 497 |
| 其他收入 | 64 431 | 128 102 | 53 538 | 64 763 |
| 支出总计 | 2 288 762 | 3 131 590 | 4 517 991 | 6 071 683 |
| 医疗支出 | 1 102 284 | 1 628 443 | 1 683 617 | 2 006 212 |
| 药品支出 | 1 166 568 | 1 499 689 | 2 774 106 | 4 052 747 |
| 其他支出 | 19 910 | 3 458 | 60 268 | 12 724 |
| 营业利润 | －152 699 | －113 020 | －351 165 | －504 661 |

表 5-75 表明，如果剥离了政府财政补助，则 L 乡卫生院近 4 年来亏损总额达到 112 万元，平均每年亏损 28 万元。

3. 考虑资产回报要求后的运营状况

如果按照单利 5% 的情况下要求资产回报，则其净产出情况如表 5-76 所示：

**表 5-76 在要求资产回报的情况下 L 乡卫生院的净产出情况**

（单位：元）

| | 2003 年末 |
|---|---|
| 净资产 | 4 168 909 |
| 净收入 | －504 661 |
| 5%（单利）时要求资产回报 | 208 445 |
| 净产出 | －712 890 |

由表5-76可以看出,在要求资产回报的情况下,L乡卫生院2003年净产出71.3万元。也就是说,卫生院不仅没有给社会创造经济效益,反而消耗了71.3万元的社会资源。

## 五、3所卫生院的总体财务状况

### 1. 现有会计制度下的运营状况

本研究所调查的3所乡镇卫生院在政府给予财政支持的情况下,基本上都可以保持收支平衡,并略有结余,见表5-77。

表5-77 在政府给予财政支持的情况下,3所卫生院近4年的利润情况

(单位:元)

| | 2000年 | 2001年 | 2002年 | 2003年 |
|---|---|---|---|---|
| N卫生院 | 9 585 | -17 186 | 8 421 | 2 681 |
| S卫生院 | 81 937 | 363 723 | 369 586 | 270 617 |
| L卫生院 | -77 699 | 22 917 | 2 835 | 64 401 |

表5-77表明,4年来政府财政补助总额为269.3万元,平均每所卫生院每年补助金额为22.4万元的情况下。3所卫生院4年来利润总额为110.2万元,平均每所卫生院每年利润仅9.2万元。

### 2. 剥离财政补助后的运营状况

如果剥离财政补助,则3所卫生院的收支情况如表5-78所示:

表5-78 在剥离财政补助的情况下,3所卫生院的利润情况

(单位:元)

| | 2000年 | 2001年 | 2002年 | 2003年 |
|---|---|---|---|---|
| N卫生院 | -27 851 | -41 400 | -80 959 | -182 088 |
| S卫生院 | -137 264 | 152 625 | -9 366 | 41 665 |
| L卫生院 | -152 699 | -113 020 | -351 165 | -504 661 |

表5-78表明,如果剥离财政补助,则3所卫生院4年共亏损179.5万元,平均每所卫生院每年亏损约15万元。

### 3. 考虑资产回报后的运营状况

如果要求资产回报,则3所卫生院4年来净产出情况如表

5-79 所示：

**表 5-79　要求资产回报的情况下,3 所卫生院的净产出情况**

（单位:元）

| | 2003 年 |
|---|---|
| N 卫生院 | -238 447 |
| S 卫生院 | -72 865 |
| L 卫生院 | -712 890 |

表 5-79 表明,在要求资产回报的情况下,3 所卫生院 2003 年净产出总额为 -102.4 万元,也就是说,卫生院不仅没有给社会创造经济效益,反而消耗了 -102.4 万元的社会资源。

## 附录:F 区背景资料

F 区作为北京市的远郊区,虽然仍存在着农村,但其人均总产值在北京 14 个区/县中仍处于中上水平。据统计资料显示,2003 年末,地区生产总值（GDP）为 1 236 830.0 万元,较 2002 年的 1 080 276.6 万元增长了 14.5%。农村从业人员 216 714 人,农业总产值 158 138.8 万元。农民人均纯收入 5 966 元。F 区 2002 年撤乡并镇,但原有乡镇卫生院的编制还在。见表 5-80。

**表 5-80　L 镇与 S 镇近两年人口密度、人均收入情况①**

| | | 人口密度（人/平方公里） | 全区排名 | 人均收入 | 全区排名 |
|---|---|---|---|---|---|
| L | 2002 年 | 576 | 6 | 5 607 | 12 |
| | 2003 年 | 568 | 7 | 6 347 | 13 |
| S | 2002 年 | 606 | 5 | 6 090 | 10 |
| | 2003 年 | 611 | 5 | 6 693 | 9 |

注:F 区 2002 年撤乡并镇,由原有的 L 镇、N 镇和窑上合并为现有的 L。

① 北京市 F 区统计局《北京市 F 区统计年鉴 2004》2004 年 4 月,《北京市 F 区统计年鉴 2003》2003 年 4 月,《北京市 F 区统计年鉴 2002》2002 年 4 月。

# 第四节 浙江省X市乡镇卫生院典型调查

2003年X市国内生产总值达410亿元,财政总收入43.7亿元,地方财政收入20.83亿元,进出口总额10.33亿美元。综合经济实力在县(市、区)中列全国第8位,发展活力列全国第7位。经济结构也在不断的调整中趋于合理,一、二、三产比重分别为7.0%,60.5%,32.5%。民营化经济比较发达,全市有50家乡镇卫生院,其中28个转制卫生院,22个委托经营。课题组分别抽取了经济发展水平好、中、差3个档次、分属不同类型的3家乡镇,结合对其卫生院的财务状况的分析,对卫生院资产粗略评估,并依据卫生局的统计报表,评估当地卫生院整体运营状况。卫生院经营、财务和资产负债情况的定量分析采用WHM模式分析法。

1. 1999年X市50家卫生院业务收支情况见表5-81。

**表5-81 X市50家卫生院1999年业务收支情况汇总表**

(金额单位:万元)

| 项目 / 卫生院 | 收入 | | | | | | | 支出 | 其他支出 | 财政专项支出 | 结余 |
|---|---|---|---|---|---|---|---|---|---|---|---|
| | 补贴收入 | | | | 业务收入 | 其他收入 | 总收入合计 | | | | |
| | 财政补助收入 | 上级补助收入 | 补贴收入合计 | 补贴收入/总收入% | | | | | | | |
| tp | 5 | 0 | 5 | 2.51 | 185 | 13 | 203 | 177 | 2 | | 26 |
| jj | 3 | 0 | 3 | 0.94 | 287 | 7 | 297 | 268 | | | 29 |
| hz | 3 | 2 | 5 | 1.48 | 325 | 6 | 337 | 319 | 4 | | 18 |
| zs | 3 | 0 | 3 | 1.43 | 175 | 5 | 182 | 157 | | | 25 |
| ny | 3 | 3 | 7 | 4.80 | 133 | 7 | 143 | 136 | | | 7 |
| gl | 3 | 0 | 3 | 1.80 | 134 | 6 | 143 | 123 | | | 20 |
| xw | 2 | 0 | 2 | 0.97 | 227 | 6 | 235 | 207 | 3 | | 28 |
| qj | 45 | 2 | 47 | 40.11 | 66 | 4 | 117 | 111 | | 44 | 6 |
| cg | 1 | 0 | 1 | 0.50 | 293 | 2 | 296 | 259 | | | 38 |
| mx | 1 | 0 | 1 | 0.95 | 140 | 2 | 144 | 125 | | | 19 |
| xw | 4 | 0 | 4 | 1.92 | 198 | 6 | 208 | 175 | | 2 | 33 |
| dz | 2 | 0 | 2 | 1.27 | 147 | 8 | 157 | 137 | | | 20 |
| yq | 4 | 0 | 4 | 1.00 | 419 | 6 | 429 | 362 | | | 67 |
| pn | 2 | 0 | 2 | 0.63 | 285 | 3 | 290 | 241 | | | 50 |

（续表）

| 卫生院 \ 项目 | 收入 | | | | | | | 支出 | 其他支出 | 财政专项支出 | 结余 |
|---|---|---|---|---|---|---|---|---|---|---|---|
| | 补贴收入 | | | | 业务收入 | 其他收入 | 总收入合计 | | | | |
| | 财政补助收入 | 上级补助收入 | 补贴收入合计 | 补贴收入/总收入% | | | | | | | |
| tj | 4 | 0 | 4 | 6.39 | 60 | 3 | 67 | 70 | | | -3 |
| sq | 3 | 0 | 3 | 1.47 | 219 | 2 | 223 | 200 | | | 24 |
| xx | 1 | 2 | 3 | 1.51 | 169 | 1 | 173 | 159 | | 1 | 14 |
| ht | 4 | 0 | 4 | 7.99 | 38 | 10 | 52 | 51 | | | 1 |
| ty | 4 | 0 | 4 | 2.91 | 119 | 4 | 126 | 126 | | 51 | 0 |
| py | 1 | 0 | 1 | 0.75 | 101 | 5 | 106 | 113 | | | -7 |
| jh | 9 | 0 | 9 | 3.11 | 261 | 10 | 280 | 259 | | | 21 |
| hs | 52 | 0 | 52 | 22.76 | 176 | 2 | 230 | 226 | | | 3 |
| dq | 4 | 0 | 4 | 3.30 | 123 | 5 | 133 | 125 | | | 8 |
| lt | 9 | 0 | 9 | 3.71 | 211 | 20 | 241 | 212 | | | 29 |
| ys | 3 | 0 | 3 | 2.36 | 114 | 1 | 118 | 104 | | | 14 |
| jy | 2 | 0 | 2 | 1.18 | 166 | 3 | 170 | 162 | | | 8 |
| cc | 1 | 2 | 3 | 0.89 | 305 | 29 | 337 | 301 | | | 36 |
| jg | 2 | 0 | 2 | 0.36 | 517 | 8 | 527 | 455 | | 2 | 72 |
| cn | 2 | 4 | 6 | 3.74 | 139 | 4 | 149 | 136 | | 4 | 13 |
| xt | 2 | 0 | 2 | 1.81 | 96 | 9 | 107 | 105 | | | 1 |
| ls | 6 | 0 | 6 | 4.32 | 135 | 8 | 149 | 137 | | 5 | 12 |
| sy | 6 | 0 | 6 | 8.66 | 57 | 6 | 69 | 66 | | 2 | 3 |
| cb | 2 | 0 | 2 | 1.09 | 174 | 8 | 184 | 172 | | | 12 |
| nw | 1 | 0 | 1 | 0.73 | 133 | 25 | 162 | 153 | | | 9 |
| yf | 5 | 0 | 5 | 1.67 | 283 | 11 | 299 | 266 | | | 33 |
| wy | 2 | 0 | 2 | 0.97 | 207 | 24 | 233 | 203 | | | 31 |
| ls | 2 | 0 | 2 | 0.92 | 197 | 5 | 204 | 166 | | | 38 |
| yq | 2 | 1 | 3 | 0.87 | 280 | 27 | 309 | 251 | | | 58 |
| xj | 2 | 0 | 2 | 1.01 | 196 | 7 | 206 | 193 | | | 13 |
| cs | 2 | 0 | 2 | 1.66 | 87 | 13 | 101 | 102 | | | -1 |
| hsz | 1 | 0 | 1 | 0.43 | 131 | 7 | 139 | 119 | | | 21 |
| gl | 3 | 0 | 3 | 0.88 | 330 | 18 | 351 | 333 | | | 18 |
| llq | 3 | 0 | 3 | 1.57 | 185 | 3 | 191 | 174 | | | 17 |
| dy | 2 | 0 | 2 | 2.99 | 59 | 12 | 73 | 72 | 6 | | 1 |
| cs | 3 | 0 | 3 | 0.15 | 202 | 18 | 223 | 205 | | | 18 |
| ds | 3 | 6 | 9 | 3.57 | 240 | 14 | 263 | 246 | | 3 | 17 |
| yn | 5 | 5 | 10 | 4.69 | 186 | 15 | 211 | 182 | | 5 | 29 |
| zd | 2 | 0 | 2 | 1.10 | 186 | 10 | 198 | 172 | | | 26 |
| gm | 2 | 0 | 2 | 1.81 | 114 | 5 | 121 | 106 | 1 | | 15 |
| ks | 7 | 0 | 7 | 1.21 | 596 | 7 | 610 | 533 | | 4 | 77 |
| 合计 | 249 | 23 | 272 | 2.59 | 9 804 | 440 | 10 075 | 9 450 | 16 | | 1 065 |

表 5-81 经调整后（剥离财政补助后）见表 5-82：

表 5-82　X 市 50 家卫生院 1999 年剥离财政补助后收支情况汇总表

（金额单位：万元）

| 卫生院＼项目 | 收入合计 | 支出 | 结余 |
|---|---|---|---|
| tp | 198 | 177 | 21 |
| jj | 294 | 268 | 26 |
| hz | 332 | 319 | 13 |
| zs | 179 | 157 | 22 |
| ny | 140 | 136 | 4 |
| gl | 140 | 123 | 17 |
| xw | 233 | 207 | 26 |
| qj | 70 | 67 | 3 |
| cg | 295 | 259 | 36 |
| mx | 142 | 125 | 17 |
| xw | 204 | 173 | 31 |
| dz | 155 | 137 | 18 |
| yq | 424 | 362 | 62 |
| pn | 288 | 241 | 47 |
| tj | 63 | 70 | -7 |
| sq | 220 | 200 | 20 |
| xx | 170 | 158 | 12 |
| ht | 48 | 51 | -3 |
| ty | 122 | 126 | -4 |
| py | 106 | 113 | -7 |
| jh | 271 | 259 | 12 |
| hs | 177 | 175 | 2 |
| dq | 129 | 122 | 7 |
| lt | 232 | 212 | 20 |
| ys | 115 | 104 | 11 |
| jy | 168 | 162 | 6 |
| cc | 334 | 301 | 33 |
| jg | 525 | 453 | 72 |
| cn | 144 | 132 | 12 |
| xt | 105 | 105 | 0 |
| ls | 143 | 132 | 11 |
| sy | 63 | 65 | -2 |

（续表）

| 卫生院 \ 项目 | 收入合计 | 支出 | 结余 |
| --- | --- | --- | --- |
| cb | 182 | 172 | 10 |
| nw | 161 | 153 | 8 |
| yf | 294 | 266 | 28 |
| wy | 231 | 202 | 29 |
| ls | 202 | 166 | 36 |
| yq | 307 | 251 | 56 |
| xj | 204 | 193 | 11 |
| cs | 99 | 102 | -3 |
| hsz | 139 | 119 | 20 |
| gl | 348 | 333 | 15 |
| llq | 188 | 174 | 14 |
| dy | 71 | 72 | -1 |
| cs | 220 | 205 | 15 |
| ds | 254 | 243 | 11 |
| yn | 201 | 177 | 24 |
| zd | 196 | 172 | 24 |
| gm | 118 | 105 | 13 |
| ks | 603 | 529 | 74 |
| 合计 | 10 247 | 9 325 | 922 |

从表5-81，表5-82分析可以得出，1999年在有财政补贴时，该地50家卫生院中，收入 > 支出的卫生院为47，支出 > 收入的卫生院为3家，其中财政补贴共272万元，占总收入的2.59%。在无财政补助情况下，收入 > 支出的卫生院为42家，支出 > 收入的卫生院为8家。由此可见，在剥离财政补贴的情况下，50家卫生院平均每个卫生院盈利18.2万元/年，其中亏损的8家卫生院共亏损29万元，平均每家亏损3.63万元/年。亏损的卫生院，总亏损额从11.35万元，增加为29.04万元。

2. 2000 年 X 市 50 家卫生院业务收支情况见表 5-83。

表 5-83　X 市 50 家卫生院 2000 年业务收支情况汇总表

（金额单位：万元）

| 项目 卫生院 | 收入 | | | | | | 支出 | 结余 |
|---|---|---|---|---|---|---|---|---|
| | 补贴收入 | | | | 业务收入 | 总收入合计 | | |
| | 财政补助收入 | 上级补助收入 | 补贴收入合计 | 补贴收入/总收入% | | | | |
| tp | 7 | 0 | 7 | 4 | 160 | 176 | 160 | 15 |
| jj | 4 | 0 | 4 | 1 | 302 | 312 | 278 | 34 |
| hz | 5 | 0 | 5 | 1 | 387 | 403 | 368 | 35 |
| zs | 3 | 0 | 3 | 2 | 199 | 214 | 184 | 30 |
| ny | 4 | 7 | 11 | 7 | 133 | 156 | 137 | 19 |
| gl | 3 | 0 | 3 | 1 | 202 | 210 | 190 | 20 |
| xw | 4 | 3 | 7 | 3 | 204 | 217 | 201 | 16 |
| qj | 3 | 4 | 7 | 7 | 81 | 93 | 84 | 10 |
| cg | 3 | 0 | 3 | 1 | 340 | 344 | 304 | 40 |
| mx | 3 | 14 | 17 | 9 | 165 | 185 | 165 | 19 |
| xw | 3 | 2 | 5 | 2 | 194 | 206 | 176 | 30 |
| dz | 3 | 0 | 3 | 2 | 149 | 161 | 148 | 13 |
| yq | 5 | 0 | 5 | 1 | 425 | 440 | 379 | 62 |
| pn | 2 | 0 | 2 | 1 | 324 | 328 | 276 | 52 |
| tj | 7 | 0 | 7 | 10 | 60 | 71 | 70 | 1 |
| sq | 3 | 3 | 6 | 2 | 246 | 259 | 235 | 25 |
| xx | 3 | 0 | 3 | 2 | 165 | 172 | 160 | 12 |
| ht | 5 | 0 | 5 | 9 | 37 | 54 | 63 | -9 |
| ty | 4 | 0 | 4 | 3 | 121 | 132 | 127 | 5 |
| py | 3 | 0 | 3 | 2 | 99 | 111 | 104 | 8 |
| jh | 14 | 0 | 14 | 5 | 272 | 308 | 286 | 22 |
| hs | 42 | 0 | 42 | 17 | 205 | 249 | 238 | 12 |
| dq | 2 | 0 | 2 | 2 | 151 | 155 | 146 | 9 |
| lt | 7 | 0 | 7 | 3 | 239 | 254 | 200 | 54 |
| ys | 3 | 3 | 6 | 4 | 133 | 141 | 128 | 13 |
| jy | 3 | 0 | 3 | 1 | 166 | 176 | 158 | 18 |
| cc | 2 | 0 | 2 | 0 | 377 | 428 | 377 | 51 |
| jg | 2 | 0 | 2 | 0 | 487 | 509 | 479 | 30 |
| cn | 4 | 0 | 4 | 3 | 131 | 140 | 131 | 9 |
| xt | 2 | 0 | 2 | 1 | 136 | 150 | 138 | 12 |
| ls | 2 | 0 | 2 | 1 | 117 | 129 | 122 | 7 |
| sy | 4 | 0 | 4 | 5 | 74 | 87 | 84 | 3 |
| cb | 2 | 0 | 2 | 1 | 211 | 226 | 204 | 22 |
| nw | 2 | 1 | 3 | 1 | 158 | 194 | 180 | 15 |
| yf | 2 | 0 | 2 | 1 | 327 | 346 | 309 | 37 |
| wy | 3 | 4 | 7 | 3 | 246 | 277 | 251 | 26 |
| ls | 2 | 0 | 2 | 1 | 199 | 205 | 169 | 35 |
| yq | 2 | 4 | 7 | 2 | 323 | 332 | 276 | 56 |
| xj | 2 | 1 | 2 | 1 | 224 | 240 | 226 | 15 |
| cs | 2 | 0 | 3 | 3 | 82 | 99 | 106 | -7 |
| hsz | 1 | 0 | 1 | 0 | 131 | 143 | 128 | 15 |
| gl | 4 | 0 | 4 | 1 | 313 | 326 | 312 | 14 |

（续表）

| 卫生院＼项目 | 收入 | | | | | | 支出 | 结余 |
|---|---|---|---|---|---|---|---|---|
| | 补贴收入 | | | | 业务收入 | 总收入合计 | | |
| | 财政补助收入 | 上级补助收入 | 补贴收入合计 | 补贴收入/总收入% | | | | |
| llq | 2 | 0 | 2 | 1 | 181 | 183 | 173 | 10 |
| dy | 3 | 0 | 3 | 5 | 53 | 64 | 63 | 1 |
| cs | 6 | 0 | 6 | 3 | 179 | 204 | 183 | 20 |
| ds | 7 | 0 | 7 | 3 | 234 | 253 | 232 | 21 |
| yn | 5 | 0 | 5 | 3 | 158 | 180 | 160 | 20 |
| zd | 3 | 0 | 3 | 1 | 174 | 202 | 171 | 30 |
| gm | 3 | 0 | 3 | 2 | 136 | 142 | 126 | 16 |
| ks | 8 | 0 | 8 | 1 | 646 | 668 | 607 | 62 |
| 合计 | 221 | 45 | 266 | 2 | 10 456 | 11 256 | 10 171 | 1 085 |

总收入中包括其他收入 526.54 万元未列表中；支出合计中包括其他支出 21.55 万元和财政专项支出 71.15 万元未列表中。

3. 2000 年 X 市 50 家卫生院剥离补贴收入后收支情况见表 5-84。

**表 5-84　X 市 50 家卫生院 2000 年业务收支情况汇总表**

（金额单位:万元）

| 卫生院＼项目 | 业务合计 | 支出 | 结余 |
|---|---|---|---|
| tp | 169 | 160 | 9 |
| jj | 308 | 278 | 30 |
| hz | 398 | 368 | 30 |
| zs | 211 | 184 | 27 |
| ny | 145 | 137 | 8 |
| gl | 207 | 190 | 17 |
| xw | 210 | 201 | 9 |
| qj | 86 | 84 | 2 |
| cg | 341 | 304 | 37 |
| mx | 168 | 151 | 17 |
| xw | 201 | 176 | 25 |
| dz | 158 | 148 | 10 |
| yq | 435 | 379 | 56 |
| pn | 326 | 276 | 50 |
| tj | 64 | 67 | -3 |
| sq | 254 | 235 | 19 |
| xx | 170 | 158 | 12 |

（续表）

| 卫生院＼项目 | 业务合计 | 支出 | 结余 |
|---|---|---|---|
| ht | 49 | 63 | －14 |
| ty | 128 | 127 | 1 |
| py | 109 | 104 | 5 |
| jh | 294 | 286 | 8 |
| hs | 207 | 198 | 9 |
| dq | 153 | 146 | 7 |
| lt | 247 | 222 | 25 |
| ys | 135 | 125 | 10 |
| jy | 174 | 158 | 16 |
| cc | 426 | 377 | 49 |
| jg | 507 | 477 | 30 |
| cn | 136 | 129 | 7 |
| xt | 148 | 138 | 10 |
| ls | 127 | 122 | 5 |
| sy | 83 | 82 | 1 |
| cb | 214 | 204 | 10 |
| nw | 192 | 180 | 12 |
| yf | 344 | 309 | 35 |
| wy | 271 | 251 | 20 |
| ls | 202 | 169 | 33 |
| yq | 325 | 276 | 49 |
| xj | 238 | 226 | 12 |
| cs | 96 | 106 | －10 |
| hsz | 142 | 128 | 14 |
| gl | 322 | 312 | 10 |
| llq | 181 | 173 | 8 |
| dy | 61 | 63 | －2 |
| cs | 198 | 183 | 15 |
| ds | 246 | 232 | 14 |
| yn | 175 | 160 | 15 |
| zd | 199 | 171 | 28 |
| gm | 139 | 126 | 13 |
| ks | 660 | 603 | 57 |
| 合计 | 10 979 | 10 122 | 857 |

从表5-83，表5-84分析可以得出，2000年在有财政补贴时，

该地50家卫生院中，盈利的卫生院为48，亏损的卫生院为2家，其中财政补贴共266.38万元，占总收入的2.37%。在无财政补助时盈利的卫生院为46家，亏损的卫生院为4家。由此可见，在剥离财政补贴的情况下亏损的卫生院亏损额从16.4万元增加为28.69万元。

4. 2001年X市50家卫生院业务收支情况见表5-85。

**表5-85 X市50家卫生院2001年业务收支情况汇总表**

（金额单位：万元）

| 项目/卫生院 | 收入 | | | | | | 支出 | 结余 |
|---|---|---|---|---|---|---|---|---|
| | 补贴收入 | | | | 业务收入 | 总收入合计 | | |
| | 财政补助收入 | 上级补助收入 | 补贴收入合计 | 补贴收入/总收入% | | | | |
| tp | 7 | 0 | 7 | 4 | 155 | 175 | 167 | 8 |
| jj | 4 | 0 | 4 | 1 | 320 | 327 | 274 | 53 |
| hz | 6 | 6 | 12 | 3 | 363 | 382 | 393 | -10 |
| zs | 4 | 0 | 4 | 2 | 218 | 231 | 207 | 24 |
| ny | 4 | 1 | 5 | 3 | 147 | 167 | 161 | 6 |
| gl | 3 | 0 | 3 | 2 | 203 | 212 | 197 | 15 |
| xw | 3 | 0 | 3 | 2 | 167 | 178 | 188 | -10 |
| qj | 6 | 1 | 7 | 7 | 77 | 90 | 84 | 6 |
| cg | 4 | 0 | 4 | 1 | 374 | 388 | 363 | 25 |
| mx | 3 | 0 | 3 | 1 | 225 | 234 | 213 | 22 |
| xw | 3 | 0 | 3 | 1 | 187 | 198 | 177 | 20 |
| dz | 4 | 0 | 4 | 3 | 130 | 148 | 143 | 5 |
| yq | 6 | 1 | 7 | 2 | 446 | 460 | 416 | 44 |
| pn | 4 | 0 | 4 | 1 | 360 | 364 | 310 | 54 |
| tj | 6 | 0 | 6 | 8 | 64 | 75 | 73 | 1 |
| sq | 1 | 7 | 8 | 3 | 272 | 304 | 283 | 21 |
| xx | 3 | 0 | 3 | 2 | 175 | 186 | 177 | 8 |
| ht | 7 | 0 | 7 | 5 | 142 | 154 | 135 | 19 |
| ty | 3 | 0 | 3 | 3 | 122 | 131 | 143 | -12 |
| py | 2 | 0 | 2 | 2 | 93 | 113 | 112 | 1 |
| jh | 16 | 4 | 19 | 6 | 283 | 333 | 318 | 15 |
| hs | 17 | 0 | 17 | 9 | 172 | 191 | 214 | -23 |
| dq | 3 | 0 | 3 | 2 | 149 | 156 | 155 | 1 |
| lt | 7 | 1 | 8 | 3 | 245 | 265 | 255 | 10 |
| ys | 4 | 3 | 7 | 4 | 146 | 155 | 139 | 16 |
| jy | 1 | 0 | 1 | 1 | 159 | 173 | 164 | 9 |
| cc | 1 | 0 | 1 | 0 | 384 | 441 | 379 | 62 |
| jg | 1 | 0 | 1 | 0 | 379 | 414 | 337 | 76 |
| cn | 1 | 1 | 3 | 2 | 132 | 137 | 152 | -15 |
| xt | 2 | 0 | 2 | 1 | 173 | 184 | 172 | 13 |

（续表）

| 项目／卫生院 | 收入 | | | | | | 支出 | 结余 |
|---|---|---|---|---|---|---|---|---|
| | 补贴收入 | | | | 业务收入 | 总收入合计 | | |
| | 财政补助收入 | 上级补助收入 | 补贴收入合计 | 补贴收入/总收入% | | | | |
| ls | 4 | 0 | 4 | 3 | 134 | 150 | 159 | -8 |
| sy | 2 | 0 | 2 | 2 | 81 | 93 | 91 | 2 |
| cb | 1 | 0 | 1 | 0 | 245 | 260 | 242 | 19 |
| nw | 2 | 2 | 4 | 2 | 163 | 213 | 198 | 15 |
| yf | 2 | 0 | 2 | 1 | 284 | 342 | 306 | 36 |
| wy | 3 | 0 | 3 | 1 | 310 | 353 | 324 | 30 |
| ls | 3 | 0 | 3 | 1 | 203 | 212 | 192 | 20 |
| yq | 4 | 1 | 5 | 1 | 442 | 461 | 401 | 61 |
| xj | 3 | 1 | 4 | 2 | 233 | 267 | 257 | 10 |
| cs | 0 | 0 | 0 | 0 | 88 | 89 | 96 | -7 |
| hsz | 0 | 0 | 0 | 0 | 146 | 152 | 141 | 12 |
| gl | 4 | 0 | 4 | 1 | 330 | 354 | 366 | -13 |
| llq | 3 | 0 | 3 | 1 | 199 | 205 | 200 | 5 |
| dy | 3 | 0 | 3 | 4 | 44 | 64 | 64 | 0 |
| cs | 4 | 0 | 4 | 2 | 202 | 228 | 220 | 8 |
| ds | 0 | 0 | 0 | 0 | 239 | 247 | 248 | -1 |
| yn | 6 | 0 | 6 | 3 | 163 | 181 | 179 | 2 |
| zd | 0 | 3 | 3 | 1 | 183 | 202 | 188 | 14 |
| gm | 3 | 0 | 3 | 2 | 124 | 136 | 129 | 7 |
| ks | 4 | 0 | 4 | 1 | 664 | 679 | 647 | 33 |
| 合计 | 187 | 32 | 219 | 2 | 10 939 | 11 854 | 11 149 | 709 |

5．2001 年 X 市 50 家卫生院剥离补贴收入后业务收支情况见表 5-86。

**表 5-86　X 市 50 家卫生院 2001 年业务收支情况汇总表**

（金额单位：万元）

| 项目／卫生院 | 业务收入 | 支出 | 结余 |
|---|---|---|---|
| tp | 168 | 167 | 1 |
| jj | 323 | 274 | 49 |
| hz | 370 | 387 | -17 |
| zs | 227 | 207 | 20 |
| ny | 162 | 161 | 1 |
| gl | 209 | 197 | 12 |
| xw | 175 | 188 | -13 |
| qj | 84 | 81 | 3 |
| cg | 384 | 363 | 21 |
| mx | 231 | 213 | 18 |

（续表）

| 卫生院＼项目 | 业务收入 | 支出 | 结余 |
|---|---|---|---|
| xw | 195 | 177 | 18 |
| dz | 144 | 143 | 1 |
| yq | 453 | 416 | 37 |
| pn | 361 | 310 | 51 |
| tj | 69 | 72 | −3 |
| sq | 296 | 283 | 13 |
| xx | 183 | 174 | 9 |
| ht | 146 | 135 | 11 |
| ty | 127 | 143 | −16 |
| py | 111 | 112 | −1 |
| jh | 314 | 318 | −4 |
| hs | 173 | 199 | −26 |
| dq | 153 | 155 | −2 |
| lt | 257 | 254 | 3 |
| ys | 149 | 136 | 13 |
| jy | 172 | 164 | 8 |
| cc | 440 | 379 | 61 |
| jg | 413 | 337 | 76 |
| cn | 135 | 152 | −17 |
| xt | 182 | 172 | 10 |
| ls | 147 | 159 | −12 |
| sy | 91 | 91 | 0 |
| cb | 259 | 242 | 17 |
| nw | 209 | 198 | 11 |
| yf | 340 | 306 | 34 |
| wy | 350 | 324 | 26 |
| ls | 209 | 192 | 17 |
| yq | 456 | 401 | 55 |
| xj | 262 | 257 | 5 |
| cs | 89 | 96 | −7 |
| hsz | 152 | 141 | 11 |
| gl | 350 | 366 | −16 |
| llq | 203 | 200 | 3 |
| dy | 61 | 64 | −3 |
| cs | 224 | 220 | 4 |
| ds | 247 | 248 | −1 |
| yn | 175 | 179 | −4 |
| zd | 199 | 188 | 11 |
| gm | 133 | 129 | 4 |
| ks | 675 | 647 | 28 |
| 合计 | 11 637 | 11 117 | 520 |

从表5-85,表5-86分析可以得出,2001年在有财政补贴时,该地50家卫生院中,收入>支出的卫生院为41,支出>收入的卫生院为9家,其中财政补贴共218.5万元,占总收入的1.84%。在无财政补助时,收入>支出的卫生院为34家,支出>收入的卫生院为16家。由此可见,在剥离财政补贴的情况下,亏损的卫生院有所增加(亏损额从99.67万元增加为141.24万元)。

6. 1999～2001年X市50家卫生院收支平衡情况见表5-87。

**表5-87　X市50家卫生院1999～2001年收支平衡情况表**

(单位:家)

| 项目 \ 年份 | | 1999 | 2000 | 2001 |
|---|---|---|---|---|
| 有补贴时 | 收入>支出 | 47 | 48 | 41 |
| | 支出>收入 | 3 | 2 | 9 |
| 无补贴时 | 收入>支出 | 42 | 46 | 34 |
| | 支出>收入 | 8 | 4 | 16 |

从表5-87分析可以得出,1999～2001年间在无财政补贴时,该地50家卫生院中,盈利的卫生院呈先上升后下降趋势。

7. 1999～2001年X市50家卫生院收入情况数据分析见表5-88。

**表5-88　X市50家卫生院1999～2001年收入情况数据分析表**

| 项目 \ 年份 | | 1999 | 2000 | 2001 |
|---|---|---|---|---|
| 有补贴时 | 结余(万元) | 1 065 | 1 085 | 709 |
| | 平均值(万元) | 21 | 22 | 14 |
| | 标准差 | 19 | 17 | 21 |
| | 变异系数 | 87.63% | 76.91% | 147.86% |
| 无补贴时 | 结余(万元) | 919 | 857 | 520 |
| | 平均值(万元) | 18 | 17 | 10 |
| | 标准差 | 19 | 16 | 21 |
| | 变异系数 | 100.89% | 93.48% | 202.11% |

从表5-88分析可以得出,该地50家卫生院在1999年至2001年间收入呈上升趋势,但同时支出亦呈上升趋势,且上升幅度比收

入的上升幅度要高,因此结余状况呈下降趋势。财政补助逐年下降,各卫生院之间收支差距较大,但3年间各卫生院之间的收支差距变化无明显改变。

**附注**:X市于2001年3月撤市设区,地处浙江南北要冲,临江近海,地理位置优越,水陆交通便利。全区面积1420平方公里,人口115.74万,全区的人口中,0～14岁的人口为22.41万人,占总人口的18.2%;15～64岁的人口为90.24万人,占总人口的73.2%;65岁及以上的人口为10.68万人,占总人口的8.6%。

X市于2001年对所属50家卫生院进行改革,其中28家改制(将卫生院公开竞标拍卖给个人经营);22家委托。对50家卫生院收支结余亏损情况数据经整理分析得表5-89。

**表5-89 X市50家卫生院2001～2002年收支结余亏损情况数据分析表**

(单位:万元)

| 项目 \ 年份 | | 2001年 | 2002年 | 2年对比增长率 |
|---|---|---|---|---|
| 转制28家卫生院收支结余亏损情况 | 收入 | 5113 | 5538 | 0.083 |
| | 其中:上级补助 | 100.6 | 249 | 1.475 |
| | 支出 | 4740 | 4892 | 0.032 |
| | 其中:专项支出 | 100.6 | 249 | 1.475 |
| | 结余 | 373 | 646 | 0.732 |
| | 亏损户数 | 3 | 0 | -1.00 |
| | 总亏损额 | 27 | 0 | -1.00 |
| 委托22家卫生院收支结余亏损情况 | 收入 | 6738 | 6874 | 0.020 |
| | 其中:上级补助 | 138 | 299 | 1.167 |
| | 支出 | 6404 | 6382 | -0.003 |
| | 其中:专项支出 | 138 | 299 | 1.167 |
| | 结余 | 334 | 492 | 0.473 |
| | 亏损户数 | 6 | 2 | -0.667 |
| | 总亏损额 | 71 | 8 | -0.887 |

从表5-89数字可以看出:改革后2年,改制的28家卫生院收入增加8.3%;支出增加3.2%;亏损卫生院全部盈利;盈利额增加73%。22家委托卫生院收入增加2%;支出降低0.3%;盈利额增加47.3%;亏损卫生院数降低66.7%;亏损总额降低88.7%。

# 参考文献

1. 卫生部:《关于加强基层卫生组织领导的指示》,1957。

2. 卫生部:《关于加强人民公社卫生工作的几点意见》,1959 年 4 月 15 日。

3. 卫生部:《关于调整农村基层卫生组织的意见(草案)》,1962 年 8 月 2 日。

4. 卫生部:《关于搞好三分之一左右县的卫生建设整顿建设的意见》,1980 年 3 月 23 日。

5. 国务院批转卫生部:《关于合理解决赤脚医生补助问题的报告》,1981。

6. 国务院、卫生部:《关于我国农村"2000 年人人享有卫生保健"的规划目标》,1990 年 3 月。

7. 卫生部:《关于我国农村"2000 年人人享有卫生保健"的规划目标及其管理程序》,1990。

8. 卫生部:《关于试行乡镇卫生院、卫生防疫站和妇幼保健院、所三个标准建设的通知》,1992 年 3 月 14 日。

9. 中共中央、国务院:《关于卫生改革与发展的决定》,1997。

10. 中共中央、国务院:《关于卫生事业补助政策的意见》,2000。

11. 卫生部:《全国卫生统计年报》,2000～2004。

12. 国务院体改办、国家计委、财政部、农业部、卫生部:《关于农村卫生改革与发展的指导意见》,2001。

13. 中共中央、国务院:《进一步加强农村卫生工作的决定》,2002。

14. 卫生部:《关于农村卫生机构改革与管理的意见》,2002。

15. 国务院、卫生部:《中国农村初级卫生保健发展纲要》,2002 年 4 月。

16. 国务院办公厅转发卫生部等部门:《关于建立新型农村合作医疗制度意见的通知》,2003。

17. 财政部、国家计委、卫生部:《农村卫生事业费补助政策的若干意见》,2003。

18. 国务院办公厅转发卫生部等部门:《关于进一步做好新型农村合作医疗试点工作指导意见的通知》,2004。

19. 国务院:《关于鼓励和引导个体私营等非公有制经济发展的若干意

见》,2005 年 2 月。

20. 王禄生、张里程:《我国农村合作医疗制度发展历史及其经验教训》,载《中国卫生经济》,1996,15(8):14～15。

21. 孙如丽、韩繁荣:《兴化市 48 所乡镇卫生院经济运行状况分析》,载《江苏卫生事业管理》,2002,13(5):56～58。

22. 柴志凯:《山西省 12 个贫困县乡镇卫生院卫生资源与状况分析》,载《中国农村事业管理》,1998,18(11):17～20。

23. 郑成香等:《日照市乡镇卫生院现状与发展调研报告》,载《卫生经济研究》,2002,8:32～33。

24. 陈敖贵:《乡镇卫生院管理体制存在的问题与改革措施》,载《南京医科大学学报》(社会科学版),2002(3):222～225。

25. 李福黎等:《云南省曲靖市 96 所乡镇卫生院现状调查》,载《卫生软科学》,1999,13(4):38～41。

26. 王国庆:《波阳县 39 所乡镇卫生院现状调查报告》,载《中国农村卫生事业管理》,1999,19(6):33～35。

27. 刘一新、徐礼:《乡镇卫生院面临新的困难及对策》,载《中华医院管理杂志》,1996,11(7):444～445。

28. 张航:《浅析乡镇卫生院的生存和发展问题》,载《卫生经济研究》,1999(7):46～47。

29. 张镜源、李永忠、黄毅敏:《 影响乡镇卫生院生存与发展的内部因素探讨》,载《中国医院统计》,1996,3(1):4～7。

30. 刘学智:《乡镇卫生院如何适应市场经济需要之我见》,载《卫生软科学》,1995(3):44～46。

31. 雷建勇:《乡镇卫生院必须解决的三个制约因素》,载《中国乡村医药》,46。

32. 邹昱:《浅析困扰乡镇卫生院发展的因素及对策》,载《卫生经济研究》,1999(1):32～33。

33. 郎大法:《再论乡镇卫生院改革与发展之路》,载《卫生经济研究》,1999(3):28～29。

34. 杨永学:《对贫困地区农村基层卫生组织建设的思考》,载《中国农村卫生事业管理》,1998,18(8):33～34。

35. 王俊臣:《试论制约乡镇卫生院发展的主要因素及对策》,载《中国农村卫生事业管理》,1996,16(5):16～17。

36. 曾凡富:《乡镇卫生院的困难及出路》,载《卫生软科学》,1994(2):36～38。

37. 钱百达、董百成:《改革乡镇卫生行政管理体制探讨》,载《中国乡村医药》,1996,6(6):43～44。

38. 〔丹麦〕艾斯平-安德森:《福利资本主义的三个世界》,郑秉文译,北京:法律出版社,2003。

39. 世界银行:《1993 世界发展报告——投资与健康》,1993。

40. 李江晖、詹绍康、顾杏元:《贫困农村基本医疗保健服务研究》,载《中国初级卫生保健》,1995(8)。

41. 弗里蒙·E. 卡斯特:《组织与管理-系统方法与权变方法》,李柱流译,北京:中国社会科学出版社,1985。

42. 宋德福、张志坚:《中国政府管理与改革》,北京:中国法制出版社,2001。

43. 郑建良:《赤字财政与国债规模适度》,载《中国财经报》,2003 年 7 月 18 日。

44. 黄永昌:《中国卫生国情》,上海:上海医科大学出版社,1994。

45. 国家经贸委企业改革司:《国有企业改革与建立现代企业制度》,北京:法律出版社,2000。

46. 王俊华:《补偿政府公共卫生投入不足——开启政府购买公共卫生服务产品的途径》,载《卫生软科学》,2002,16(4):33。

47. 毛寿龙、李梅、陈幽泓:《西方政府的治道变革》,北京:中国人民大学出版社,1998。

48. 王红漫:《大国卫生之难》,北京:北京大学出版社,2004。

49. Steven Kelman, *Procurement and Public Management*, Publish for American Enterprise Institute, Washington. D. C,1990, 96.

50. W. Ross Ashby, *Introduction to Cybemetics*, Routledge Kegan & Paul, 1964.

51. George W. Downs, Patrick D. Larkey, *The Search for Government Efficiency*, Random House, 1986.

52. Kenneth J. Arrow, *Social Choice & Muticriterion Decision Making*, MIT Press, 1963.

53. Meyer & Rowan, Institutional Organization: formal structure as myth & ceremony, *American Journal of Sociology*, 1977.

# 青年可效，学者当为
## （代跋）

《大国卫生之论》是一部以解决中国百姓就医难为根本目的的对策性研究著作，其理论价值和实践意义均值得重视。

作者王红漫是位年轻的女博士，她有着很强的爱国之心和忧民之情，矢志以自己所学专长服务于党和国家的科学决策。她以极大的勇气问鼎于国家级的难度很大的课题，不畏艰辛，长途跋涉，深入十余省市区、多方布点调研。其间，她放弃娱乐，自加压力，细心体察群众就医之困难，虚心了解基层医疗运行之制肘，本着高度负责、求真务实的精神，思考已有卫生政策法规贯彻之利弊，探索卫生体制改革之新路，潜心研究，历时四载，终成此著。这一科研成果已经引起中央有关领导和有关部门的重视，其中一些重要的观点、建议已被收入国家社科基金《成果要报》，并被相关政府决策所采纳。作者勇克难关的志气可为青年效仿，作者科研报国的精神无愧学者所为。王红漫的研究成果是值得祝贺的，同时也是初步的。彻底解决十三亿人口泱泱大国百姓就医难的问题，仍然任重道远。无论是把调研成果升华为理论，或是让理论变为政策，还是使政策转化为实践，都需要假以时日，克服种种困难。但是我们相信，在科学发展观的指导下，随着社会主义新农村建设的深入发展和社会主义荣辱观的普遍树立，这个问题终将得到逐步解决。我们期待着在这个逐步解决的过程中，王红漫和她的科研团队再接再厉，不断推出新的优秀成果。

2006年4月8日

# 后　记

本书从农村卫生枢纽——乡镇卫生院入手，对农村医疗机构配置维度、财务制度、人事制度、社会保障制度等卫生递送模式和卫生保健的保障制度进行了论述，提出了新的研究维度和制度安排设计。

第十届全国人大副委员长、北京大学医学部主任韩启德院士，第九届全国人大副委员长、中国红十字会会长彭珮云老师，卫生部朱庆生副部长，原卫生部副部长殷大奎教授、李长明司长，中国行政学会副会长兼秘书长高小平研究员，中国人口文化促进会常务副会长王夫棠先生，科学院院士陈可冀教授，工程院院士秦伯益教授，北京大学汤一介教授、乐黛云教授、梁柱教授、张纯元教授、张文定教授以及我的良师益友胡蓉女士、武建平先生、高红老师等每次面晤交谈都使我受益匪浅，他们对本课题的开展给予了很大程度上启发、指导性的意见和建议；北京大学公共卫生学院和北京大学社会科学部对于该科研的顺利实施提供了基础条件和大力的支持；尤其是北京大学原副校长、资深教授梁柱先生的深切教导——“严肃认真地对待国家立项课题，力争出精品，出传世之作，发挥研究成果的最大社会效益，以优秀的科研成果回报祖国和人民。”以及北京大学社科部部长程郁缀教授，每当见到他，都鼓励我要“做好科研，多出成果，早出成果，只要是政府预期、百姓需要的我都会积极支持”……所有这一切都激励着我努力圆满完成调研工作。

此书的出版，还要衷心地感谢所有课题组成员和调查员；也与各地方政府官员、卫生行政人员、卫生院工作人员，以及当地群众的参与和协助是分不开的。此外，胡蓉、王艳、李向宇协助完成文字校正工作；李向宇、李化、高圣亮、李扶摇、丁中华、刘珊、吴晓明、汤淑女、孔俊花、李融、焦士勇等参与部分数据的双录入工作，时磊协助完成了初级卫生保健文献的整理工作。该书在准备阶段还得到北京大学出版社的鼓励和支持。杨书澜老师、许迎辉女士在本书的版式和编辑中付出了辛勤的劳动，在此一并表示衷心的感谢！

本书定会有不成熟和不足之处，诚望阅者斧正。

王红漫
北京大学文珍阁
E-mail：cde@pku.edu.cn